GESUNDE NAHRUNG OHNE GIFT

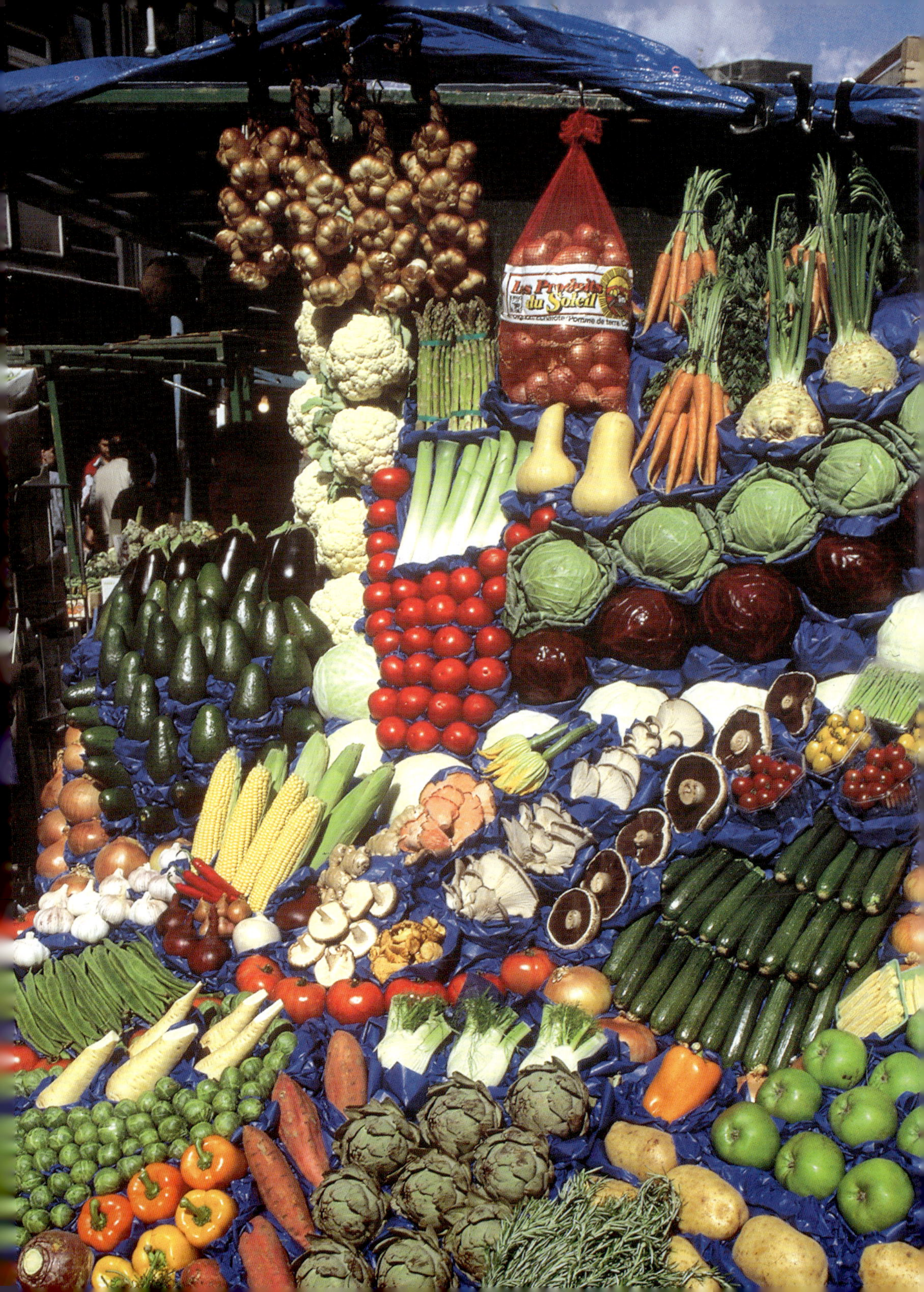
du Soleil
Pomme de terre

Dr. med. Gisela Rauch-Petz

GESUNDE NAHRUNG OHNE GIFT

Die wichtigsten Nahrungsgifte in unserem Alltag, und wie Sie sich davor wirksam schützen können

SÜDWEST

INHALT

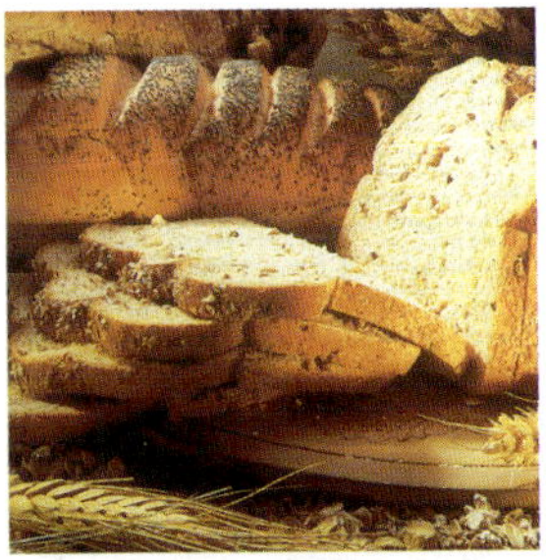

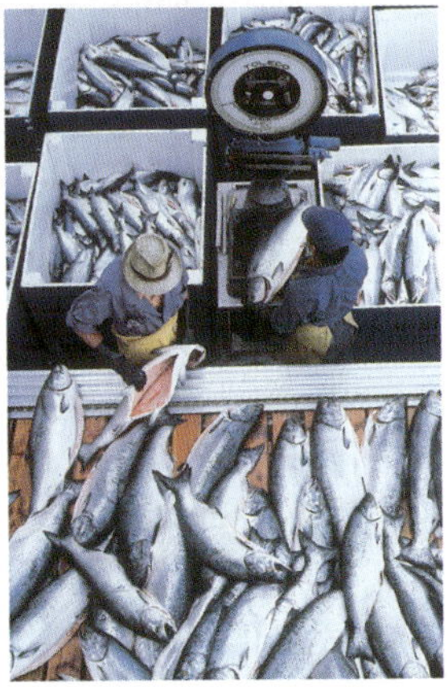

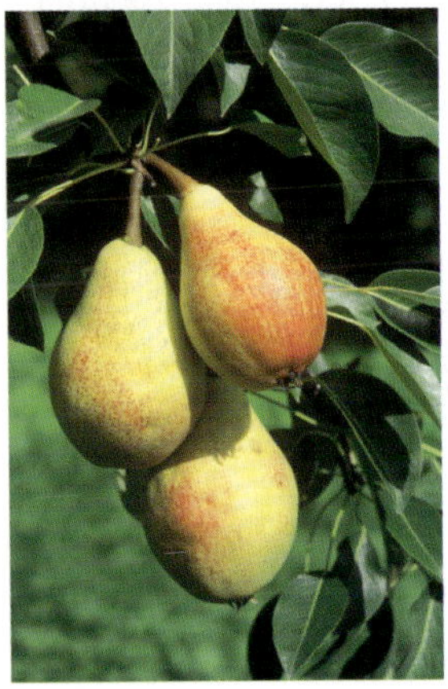

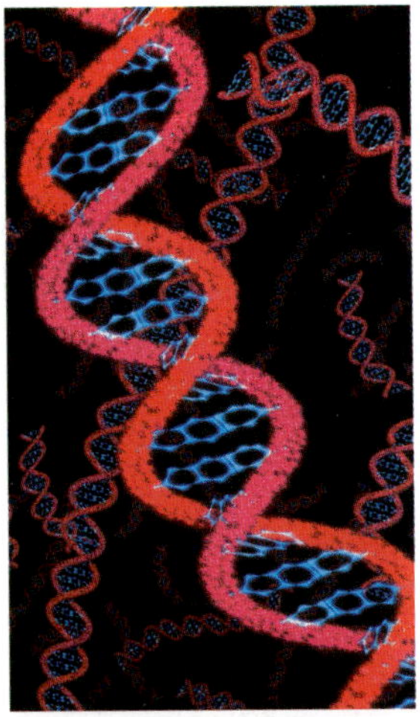

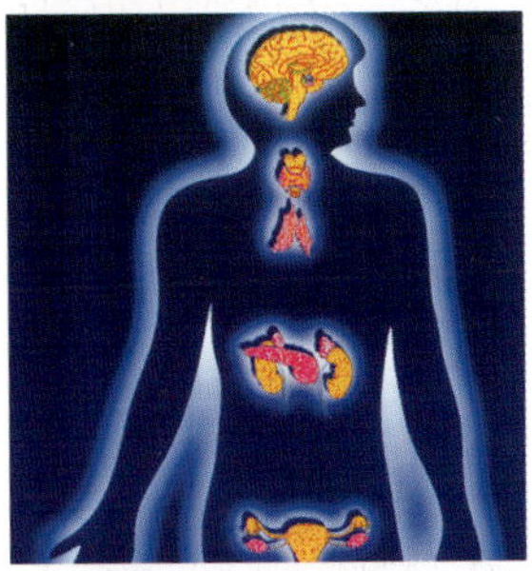

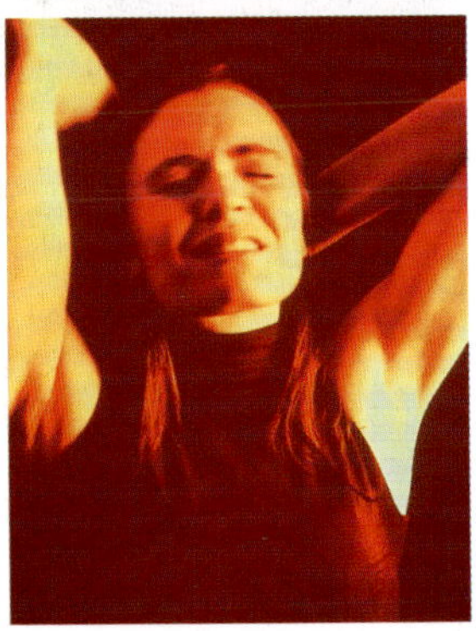

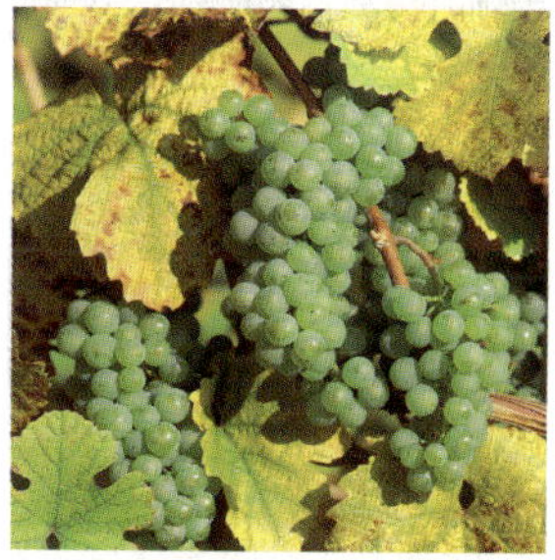

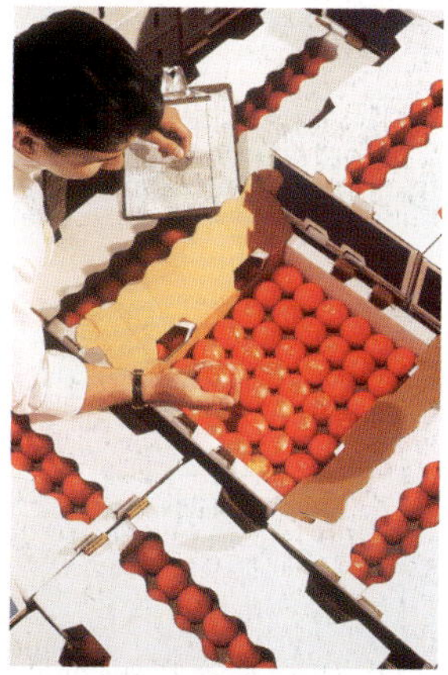

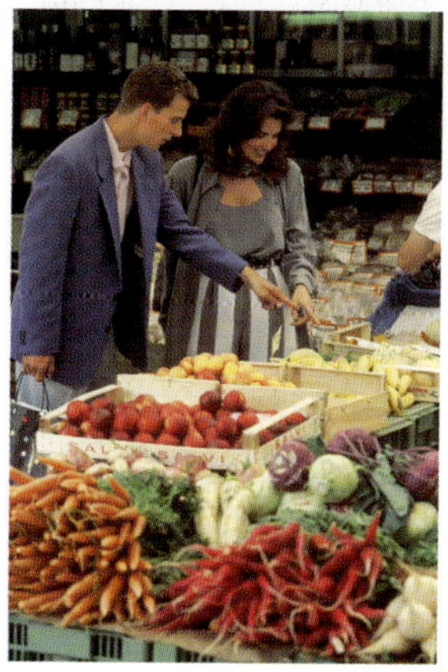

Vorwort

Früher wußten die Menschen gut über die Nahrungsmittel ihrer Umgebung Bescheid. Bei der heutigen industriellen Nahrungsproduktion weiß kaum jemand mehr, wo und wie sein Essen angebaut und verarbeitet wurde.

Folgende Grundregel sei diesem Kursbuch vorangestellt
Sicherheit ist nicht die Abwesenheit von Risiken, sondern der sachgemäße Umgang mit ihnen. In diesem Sinne kann Ihnen dieser Ratgeber helfen, bewußter, besser und damit gesünder mit Ihrer alltäglichen Nahrung umzugehen.

Die Geschichte der Nahrungsauswahl

Bis vor einigen hundert Jahren versorgten sich die Menschen fast ausschließlich mit Nahrungsmitteln aus ihrer direkten Umgebung. Die Zubereitung der Nahrung war meist Aufgabe der Frauen. Sie wählten aus, was in den Kochtöpfen und damit in den Mägen der Familie landete.

Das Wissen über Genießbares und Ungenießbares wurde von Generation zu Generation weitergegeben. Darüber hinaus konnten sich die Menschen auf ihren Geruchs- und Geschmackssinn verlassen, mit dem sie genießbare von ungenießbarer Nahrung zu unterscheiden wußten.

Lernen von den Tieren

Jahrelange Beobachtung von größeren Tieren und deren Nahrungsverhalten, welche Pflanzen sie fraßen und was sie stehen ließen, dürfte sicherlich den Kenntnisstand der Menschen über die Nahrung erweitert haben. Kräuter, die von grasfressenden Tieren gemieden wurden, schienen auch für den menschlichen Verzehr bedenklich zu sein. Somit verfügte der Homo sapiens in seiner zwei Millionen Jahre langen Geschichte keinesfalls über die übergroße Fülle an Lebensmitteln, wie wir sie heute gewohnt sind. Dafür besaßen die Menschen genaue Kenntnisse der Nahrungsmittel aus ihrer unmittelbaren Umgebung. Auf der Suche nach immer neuen und ergiebigeren Nahrungsquellen probierten Menschen immer wieder neue Pflanzen aus. Oft waren giftige Pflanzen darunter. Vor allem in Hungerszeiten wurde besonders viel Neues ausprobiert.

Die heutige Situation

Wohl kaum ein Verbraucher in den westlichen Industrienationen ist heute in der Lage, den Pflanzenanbau und die Tierzucht bis hin zur Verarbeitung der Lebensmittel zu verfolgen und zu kontrollieren. Vielmehr hat die industrielle Massenproduktion der Nahrungsmittel zu einer Zergliederung der Gesamtherstellung in einzelne Produktionsschritte geführt.

So weiß der Landwirt heute nicht mehr, auf welchem Tisch seine Ernte und seine Fleischprodukte landen, wo und in welcher Art und Weise sie verarbeitet werden. Umgekehrt ahnt auch der Arbeiter am Fließband eines lebensmittelverarbeitenden Betriebes nichts von möglichen Schadstoffen in den Fertigprodukten. Die internationale Verflechtung der Nahrungsmittelproduktion und des Warenaustausches macht die Situation noch unübersichtlicher. Am Ende dieser Kette steht der Verbraucher, der sich über die angebotene Vielfalt und die rationelle Verarbeitung freut. Andererseits erwächst aus der Unkenntnis des Produktionswegs aber auch eine erhebliche Unsicherheit über mögliche Einflüsse auf die eigene Gesundheit und die seiner Familie.

Die Inhalts- und Zusatzstoffe von Lebensmitteln müssen deklariert werden. Aber welcher Normalverbraucher kennt all die geheimnisvollen Kürzel, die vielen E-Nummern und kuriosen Namen? Dieses Kursbuch verschafft Ihnen einen Überblick.

Fülle von Verbraucherinformationen

Für den verunsicherten Verbraucher gibt es eine große Auswahl an Büchern, Zeitschriften und Broschüren, die ihn über die Risiken bei der Nahrung aufklären. Die Empfehlungen reichen von Panikmache mit »Vorsicht bei allem und jedem« bis hin zu kritikloser Verschönerung der Situation.

Geheimnisvolle Kürzel auf der Packung

Die Deklarationspflicht für einen Großteil der bei der Lebensmittelverarbeitung verwendeten Stoffe hat dazu geführt, daß viele für einen Nichtfachmann schwer verständliche Bezeichnungen neben Nummern und Abkürzungen auf den Verpackungen zu finden sind. Man gewinnt den Eindruck, daß es wenigen Eingeweihten vorbehalten bleibt, die zugefügten Stoffe im Hinblick auf mögliche Einflüsse auf die Gesundheit bewerten zu können. Für den sprichwörtlichen Otto Normalverbraucher wird die Kenntnis und damit das Verständnis der Lebensmittelzusatzstoffe nicht größer.

Staatliche Stellen kontrollieren für Sie

Bei all dieser Unübersichtlichkeit der Lebensmittelzusatzstoffe bleibt als Überwachungsorgan nur der Gesetzgeber bzw. staatliche Überwachungsstellen. Diese kontrollieren die Marktangebote und sorgen so – hoffentlich mit ausreichender Strenge – für die Gesundheit der Bürger.

Durch die Lebensmittelüberwachung der staatlichen Stellen schiebt der einzelne jedoch die Verantwortung an eine Institution ab, die jedoch nicht in jedem Fall die Sicherheit garantieren kann. Viele Schäden können die Lebensmittelüberwacher zwar verhindern, aber auch sie können nicht jedes Produkt bis ins Detail kontrollieren. Deshalb sollte sich heute jeder Verbraucher die notwendigen Informationen besorgen, um einen eigenen Beitrag zu seiner Gesundheit leisten zu können.

Aufklärung schafft Entscheidungsfreiheit

Erst durch Information und Wissen sind Sie in der Lage, bewußt mit den Risiken umzugehen. Aufklärung ist die Voraussetzung für verantwortungsbewußte Entscheidungen.

Verbraucheraufklärung ist die Grundvoraussetzung, damit jeder sich bestimmter Risiken bewußt werden kann, um daraufhin selber zu entscheiden, wie er damit umgehen will.

Was dieses Buch für Sie leistet

Dieses Buch versteht sich als Nachschlagewerk für alle Verbraucher, die übersichtliche Information zu diesem Thema suchen.

Auch wenn Sie selbst völlig gesund und fit sind, spielen doch Fragen der gesunden Ernährung ein große Rolle. Ernährung ist ein alltägliches und damit äußerst wichtiges Thema.

Wer sollte großes Interesse an Ernährungsfragen haben?

- Jeder, der gesundheitliche Probleme hat
- Wer in der eigenen Familie Kranke mitversorgt
- Wer unter Autoimmunerkrankungen leidet, bei denen die Krankheit körpereigenes Gewebe zerstört
- Krebspatienten
- Allergiker.

Ihre Macht als Verbraucher

Mehr und mehr Menschen fangen an, kritisch über die Inhalte der Nahrungsmittel nachzudenken. Kranke und Gesunde, Junge und Alte, Männer und Frauen – das Thema »Gesunde Nahrung« geht alle an. Täglich!

Langsam steigt auch das Bewußtsein um die Verantwortung für unsere eigene Gesundheit sowie die unserer Kinder und Enkelkinder.

Die Qualität der Lebensmittel ist nicht unveränderlich: Jeder einzelne Konsument kann durch sein Kaufverhalten Einfluß auf die Qualität der Nahrung nehmen. Wenn genügend viele Verbraucher bestimmte Fertigprodukte ablehnen und nicht mehr kaufen, dann werden sich die Lebensmittelproduzenten schnell umstellen. Machen Sie sich Ihre Einwirkungsmöglichkeiten bewußt. Im Laufe nur eines Jahres bringen Sie viel Geld zu Ihrem Lebensmittelhändler. Damit können Sie Einfluß nehmen. Sprechen Sie auch direkt den Filialleiter auf Ihre Wünsche an.

Als Verbraucher haben Sie mehr Macht und Einfluß, als Sie denken: Ihre Kaufentscheidung beeinflußt direkt das Produkt. Wenn Sie langfristig nur gesunde und schadstofffreie Nahrung kaufen, stärken Sie die Produzenten der ökologischen Lebensmittel.

Alarmsignal Rinderseuche

Oft werden Schadstoffe in Lebensmitteln aus Nachlässigkeit oder übersteigertem Gewinnstreben von Herstellern in Kauf genommen. Bestes Beispiel ist die Rinderseuche. Deshalb sollten alle Beteiligten in der Nahrungsmittelproduktion wachgerüttelt werden: von Düngemittel- und Tierarzneimittelherstellern über Landwirte, Händler, Lebensmittelfabrikanten bis zu Restaurantbesitzern und Köchen.

Wo liegen die Chancen?

Die Natur gibt uns genügend Beispiele, mit welcher immensen Kraft sie sich von den Schäden erholen kann, die die Menschen verursachten. Es ist fast nie zu spät, um Fehler in der Ernährung wiedergutzumachen.

Das Immunsystem verfügt über phantastische Abwehrkräfte, wenn es ausreichend mit den lebensnotwendigen essentiellen Biostoffen versorgt wird. Deshalb sollten Sie Ihrem Körper die Unterstützung geben, die er braucht, um sich erfolgreich gegen die Schadstoffbelastung zu wehren. Mit gesunder Ernährung können Sie den Alterungsprozeß verzögern. Auch im Alter bleiben Sie so jung und dynamisch.

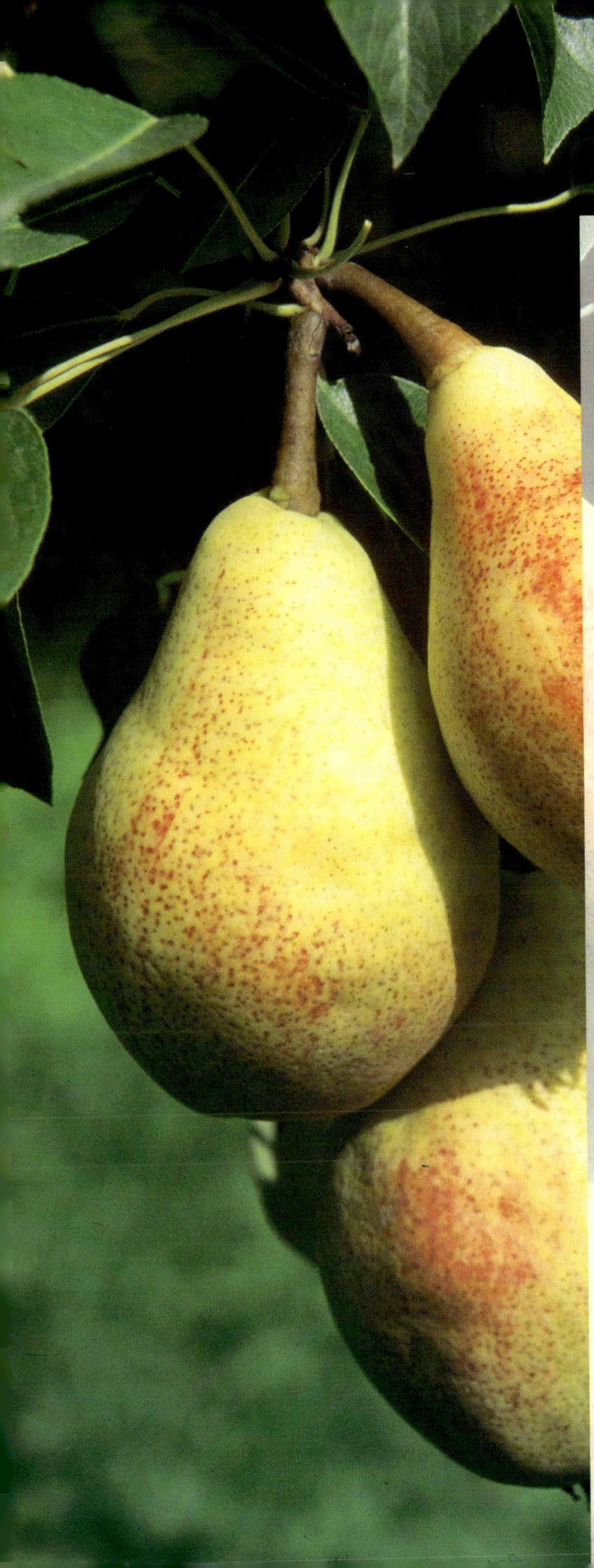

SCHADSTOFFE IN DER NAHRUNG

Durch Industrialisierung und intensive Landwirtschaft steigt der Schadstoffgehalt in der Nahrung immer weiter an: Nitrate aus übermäßiger Düngung gelangen ins Gemüse und werden durch Erhitzen in krebserregende Nitrosamine umgewandelt. Aber auch völlig natürliche Nahrung kann Gifte enthalten – wie die Blausäure in Bittermandeln.
Das folgende Kapitel gibt Ihnen umfassende Informationen über Gefahren in alltäglichen Lebensmitteln. Und Sie erfahren auch wie Sie gesunde Nahrungsmittel auswählen und zusammenstellen.

Gifte im Essen

Natürlich vorkommende Schadstoffe

Atropin

Der Stechapfel (Datura stramonium) enthält das Nervengift Atropin. Deswegen ist er nicht zum Verzehr geeignet. Der Stechapfel wächst als Unkraut in größeren Mengen auf den Getreidefeldern. Werden die sandkorngroßen Samen vom Bauern bzw. Müller vor dem Mahlen nicht säuberlich herausgesiebt, so kann mit dem Verzehr des Frühstücksmüslis eine größere Menge des im Stechapfel enthaltenen Atropins aufgenommen werden. Schon ab 0,3 Gramm können eine Erweiterung der Pupillen, trockene Schleimhäute, psychotische Erregungszustände bis hin zu Halluzinationen auftreten.

Vorsicht!

Gerade Getreide aus biologisch kontrolliertem Anbau kann, wenn es nicht sorgfältig gereinigt wurde, hohe Mengen an Atropin enthalten.

Blausäure

Es ist weithin bekannt, daß Bittermandeln Blausäure enthalten. Viele wissen aber nicht, daß bereits fünf bis zehn bittere Mandeln bei Kindern tödlich sein können.

Bittermandeln sind die Ausnahme: Die typischen europäischen Gemüsesorten enthalten keine oder nur sehr wenig Blausäure. In Erbsen und Bohnen finden sich gerade mal zwei Milligramm auf 100 Gramm. In den USA jedoch sind Bohnensorten mit bis zu 20 Milligramm Blausäure pro 100 Gramm für den Verzehr zugelassen. Leinsamen und unreife Sojasprossen enthalten Blausäure, letztere sogar in ziemlich hohen Konzentrationen. Vergiftungen durch unreife Bambussprossen, die als Delikatesse in asiatischen Ländern gelten, werden deshalb immer wieder von dort gemeldet.

Schon fünf bis zehn bittere Mandeln können bei kleinen Kindern tödlich sein! Verwahren Sie deswegen Bittermandeln an einem für Kleinkinder unzugänglichen Ort.

Blausäure blockiert die »innere Atmung«

Blausäure schädigt den Organismus, indem sie die »innere Atmung« blockiert. Bei der Entgiftung der Blausäure braucht der Körper Vitamin B12. Der regelmäßige Verzehr von blausäurehaltigen Lebensmitteln, wie er z.B. in Afrika mit den Mondbohnen gang und gäbe ist, kann zu Schäden am Nervensystem führen.

Empfehlung zu Blausäure

- Bittermandeln sollten im Haushalt kindersicher aufbewahrt werden. Am besten wenig oder gar nicht verwenden.
- Leinsamen, regelmäßig als Abführmittel gebraucht, erhöht den Blausäurespiegel (Thiozyanat) im Blut.
- Erstes Anzeichen einer Blausäurevergiftung kann ein Nachlassen des Sehvermögens (Amblyopie) sein, welches durch das Tragen einer Brille nicht behoben werden kann. Ein krankhafter Befund am Auge fehlt dabei.
- Verwenden Sie Leinsamen vorsichtig wie ein Arzneimittel!

Blausäureglukosid

Rohe Holunderbeeren enthalten etwas Mandelonitrilglukosid, eine Art von Blausäure. Für kleine Kinder kann dies schädlich sein.

Die rohen Früchte des schwarzen Holunderbeerstrauches enthalten Mandelonitrilglukosid, eine Art von Blausäure, in geringen Mengen. Aber schon die hier vorkommenden geringen Mengen reichen aus, daß es zu Magenschmerzen und Erbrechen kommt, wenn die Beeren roh gegessen werden. Sie wissen ja selbst, wie gerne gerade kleine Kinder mal aus Neugierde probieren und naschen. Informieren Sie die Kinder bitte rechtzeitig. Im gekochten und getrockneten Zustand ist die Holunderbeere deutlich weniger giftig. Holunderbeeren als Tee sind sogar gesund und schmecken lecker.

Empfehlung zu Blausäureglukosid

- Holunderbeeren sollten Sie nicht roh, sondern nur in gekochtem oder getrocknetem Zustand verzehren.
- Warnen Sie Kinder vor dem Verzehr roher Holunderbeeren.

Glukosinolate

In Gemüsebüchern findet sich oftmals noch der Hinweis, daß Kohl und artverwandte Gemüse Stoffe beinhalten, die den Kropf fördern können. Deshalb wird Personen, die einen Kropf haben, vom Verzehr dieser Gemüsesorten abgeraten.
Diese auch als Glukosinolate bezeichneten Stoffe kommen in Blumenkohl, Chinakohl, Gartenkresse, Rettich, Rotkraut, Meerrettich, Senfkörnern, Speiserüben, Weißkraut, Wirsing und Zwiebeln vor.
Durch Enzyme werden sie zu Isothiozyanaten, Thiozyanaten und Indolen abgebaut. Diese Substanzen gehen bei Erwärmung leicht in die Umgebungsluft über und erzeugen so den charakteristischen Geruch der jeweiligen Gemüsesorte.
Der enzymatische Abbau kann bereits durch Zerkleinern des Gemüses ausgelöst werden. Die Tätigkeit der Enzyme verursacht die Schärfe von Meerrettich und Zwiebeln. Die höchsten Konzentrationen an Glukosinolaten haben Rosenkohl und Gartenkresse.

Zuviel Weißkohl kann den Kropf fördern. Wenn Sie Weißkohl lieben, sollten Sie ab und zu mal auf Sauerkraut ausweichen. Dies enthält weniger Glukosinolate.

Gesundes Sauerkraut

Untersuchungen haben gezeigt, daß von diesen Gemüsesorten ca. 32 Gramm pro Person und Tag im Durchschnitt verzehrt werden. Davon machen die Glukosinolate etwa ein Tausendstel aus mit nur ca. 43 Milligramm. Vegetarier nehmen allerdings deutlich mehr zu sich.
Der Glukosinolatgehalt sinkt durch Erhitzen um ca. 30 bis 100 Prozent sowie durch Milchsäuregärung.

Wenn das Jod verdrängt wird

Die Abbauprodukte Isothiozyanat und Thiozyanat konkurrieren mit Jod um die Aufnahme in die Schilddrüse. Je mehr von diesen Substanzen vorhanden sind, um so mehr Jod kann verdrängt werden, insbesondere bei Jodmangel. Um diese Reaktionen auszulösen, müßten Sie allerdings mehrere Monate täglich entweder 400 Gramm Weißkohl, zwei Kilogramm Chinakohl oder 2,8 Kilogramm Rettich essen. Am ehesten ist dies bei Weißkohl vorstellbar, wobei 400 Gramm pro Tag eine sehr große Portion ist.

Extrem hoher Verzehr von Walnüssen und Sojabohnen kann die Kropfbildung verstärken. Achten Sie deshalb auf eine gute Jodversorgung, am einfachsten mit jodiertem Speisesalz.

Jodmangel und Kropfbildung

Vermutlich hat in früheren Zeiten, insbesondere in jodarmen Gebieten, der extrem hohe Verzehr von Weißkohl und verwandter Gemüsesorten bei der armen Bevölkerung die Bildung eines Kropfes mit begünstigt. So haben Untersuchungen in einigen jodarmen Regionen des Libanon ergeben, daß die Kropfbildung durch den hohen Zwiebelverzehr gefördert wurde.

Abwägung ist wichtig

Nun sollten Sie aber keinesfalls »das Kind mit dem Bade ausschütten«! Bitte übersehen Sie nicht, daß die günstigen Wirkungen der Isothiozyanate, Thiozyanate und Indol-Glukosinolate auf die Gesundheit die kropfbegünstigende Wirkung bei weitem überwiegen.

Gemüse und Schilddrüse

Folgende Nahrungsmittel können bei extrem hohem und regelmäßigem Verzehr die Kropfbildung verstärken:

- Walnüsse
- Sojabohnen.

In diesem Fall blockieren die Sojabohnen die Aufnahme des notwendigen Thyroxins (Schilddrüsenhormon) im Darmtrakt. Es entsteht Thyroxinmangel; die Kropfbildung beginnt.

Checkliste: Glukosinolate

Abbauprodukte der Glukosinolate – Isothiozyanate, Thiozyanate und Indol-Glukosinolate – haben gesunde Wirkungen:

- Sie können die Entwicklung von Krebs hemmen.
- Sie wirken den schädigenden Nitrosaminen entgegen.
- Sie schützen insbesondere vor Krebsarten, die durch Östrogene gefördert werden können, wie z. B. Brustkrebs oder Gebärmutterschleimhautkrebs.
- Vor allem die Indol-Glukosinolate im Blumen- und Rosenkohl haben eine antioxidative Wirkung und beeinflussen den Östrogenstoffwechsel günstig.
- Sie hemmen die Ausbreitung von Keimen.

Empfehlung zu Glukosinolaten

- Haben Sie keine Angst vor den kropfbildenden Stoffen in bestimmten Gemüsesorten. Beim Verzehr normaler Mengen hat dies keine Bedeutung.
- Wenn Sie sorgfältig auf eine ausreichende Jodzufuhr achten (180 Mikrogramm pro Tag), entsteht keinerlei Gefahr. Dies erreichen Sie z. B. durch den Verzehr von 100 Gramm Scholle oder 200 Gramm Goldbarsch. Am einfachsten ersetzen Sie Ihr normales Speisesalz durch jodiertes Speisesalz!
- Vermeiden Sie allein einseitigen und hohen regelmäßigen Verzehr von Walnüssen und Sojabohnen.

Nitrate

Nicht nur mit gepökeltem Fleisch nehmen Sie Nitrate auf, sondern auch durch Gemüse. Unter bestimmten Voraussetzungen werden Nitrate zu den krebsauslösenden Nitrosaminen umgewandelt.
Ursache für den steigenden Nitratgehalt der Lebensmittel ist die Überdüngung der landwirtschaftlichen Böden. Deswegen muß als weitere Nitratquelle hier das Trinkwasser erwähnt werden. Besonders hohe Nitratwerte hat Wasser bei Gülledüngung der Äcker.

Durch zu starke Düngung werden Lebensmittel immer stärker mit Nitraten belastet, welche zu krebsauslösenden Nitrosaminen umgewandelt werden können. Hier hilft Ihnen Vitamin C: Dieses Supervitamin verhindert die Bildung von Nitrosaminen.

Von Nitrat zu Nitrosaminen

Eigentlich ist Nitrat für den Menschen ungefährlich. Erst die Umwandlung von Nitrat in Nitrit liefert die Vorstufe für die Verbindung mit Aminosäuren zu Nitrosaminen. Oft sind es Bakterien, die diese Umwandlung des Nitrats vollziehen, beispielsweise bei nicht ganz frischem Spinat, der nicht im Kühlschrank gelagert wird.

Nitrat im Gemüse

Nitrathaltige Gemüsesorten sind: Sojabohnen, Gurken, Rüben, Radieschen, Rettich, Mangold, Spinat und Zuckerhirse.
Hilfe bringt Vitamin C, welches aus Nitrit Stickstoffoxid bildet und so die Nitrosaminbildung verhindern kann.

Zur Vitamin-C-Versorgung eignet sich nicht jedes Gemüse: Sojabohnen, Gurken und rote Bete enthalten zuwenig Vitamin C und sollten deshalb z.B. mit Tomaten, Brokkoli oder Kohlrabi kombiniert werden.

Räucherschinken mit Sauerkraut

Wenn früher die ländliche Bevölkerung ihren geräucherten Schinken im Sauerkraut kochte, so stellte dies eine ideale Kombination dar: Die schädlichen Nitrate bzw. Nitrite im Räucherschinken wurden durch das im Sauerkraut enthaltene Vitamin C – 300 Gramm Sauerkraut decken den Tagesbedarf – neutralisiert.

Folgende Gemüsesorten, die Nitrat einlagern, enthalten genügend Vitamin C, um die Nitrosaminbildung zu hemmen:

- Weißkraut
- Spinat
- Rettich
- Mangold, Grünkohl
- Fenchel und Feldsalat.

Voraussetzung ist allerdings, daß es sich um frische und nicht um überlagerte, vitaminarme Ware handelt.

Empfehlung zu Nitraten

Zur Vermeidung von zu vielen Nitraten im Gemüse finden Sie hier vier Empfehlungen, die Sie ganz leicht in die Praxis umsetzen können.

- Kaufen Sie Ihr Gemüse möglichst beim Biobauern, der die Böden nicht überdüngt.
- In Gegenden mit viel Tierzucht enthält das Grundwasser einen höheren Nitratanteil. Hier sollten Sie die Säuglingsnahrung mit Mineralwasser zubereiten!
- Wenig Vitamin C haben folgende nitrathaltige Gemüsesorten: Sojabohnen, Gurken und rote Bete.
  Kombinieren Sie diese Gemüsesorten deshalb z.B. mit Tomaten, Paprikaschoten, Kohlrabi oder Brokkoli.
- Wenn Sie nicht die Möglichkeit haben, Ihr Gemüse beim Biobauern zu kaufen, so können Sie auch vor dem Essen den Saft einer frisch gepreßten Zitrone trinken, um genügend Vitamin C zu sich zu nehmen. Auf die Schnelle helfen natürlich auch Vitamin-C-Präparate.

Rhabarber-Oxalsäure und Anthraglykoside

Rohköstler lieben es, manchmal die Blätter des Rhabarbers zu verzehren. Da diese Blätter jedoch hohe Mengen Oxalsäure (0,7 Prozent) und Anthraglykoside (ein Prozent) enthalten, kann es zu schweren Vergiftungserscheinungen kommen. Bakterien im Darm zerlegen diese Stoffe in Anthrachinone, die stark gewebereizend sind. Je nach verzehrter Menge treten Erbrechen und Bauchkrämpfe auf, bis hin zum Kreislaufkollaps. In seltenen Fällen kann es sogar zu Leber- und Nierenschädigungen kommen.

Essen Sie keinesfalls die Blätter des Rhabarbers! Die hierin enthaltene Oxalsäure verursacht schwere Vergiftungen.

Empfehlung zu Rhabarber

- Essen Sie keine Rhabarberblätter.
- Die Rhabarberstengel können Sie selbstverständlich weiterhin essen.

Phytohämagglutinine (Lektine)

Phytohämagglutinine sind Stoffe, die vor allem in rohen Bohnen vorkommen. Sie führen zu einer Verklumpung des roten Blutfarbstoffes. Bereits geringe Mengen davon lösen schwere, eventuell sogar tödliche Magen- und Darmentzündungen aus.

Da diese giftigen Stoffe – genaugenommen sind es Eiweißstoffe – durch 15minütiges Kochen zerstört werden, dürfen Bohnen nur im gegarten Zustand verzehrt werden. Bitte beachten Sie: Fünf bis sechs rohe grüne Bohnen können bei Kindern bereits tödlich sein!

Agglutinine bzw. Lektine finden sich in geringen Mengen ansonsten auch in Obst, Gemüse und Getreide. Zum Teil sind diese Lektine außerordentlich stabil gegenüber Erhitzen. Lektine sind enthalten in Avocados, Bananen, Äpfeln, Karotten und Mais. Sogar geröstete Erdnüsse, Corn-flakes und Reis-Crispies enthalten noch wirksame Hämagglutinine bzw. Lektine.

Das Bananenlektin wird in seiner Wirkung durch Erhitzen noch verstärkt. Auch die Zöliakie, eine chronische Darmerkrankung, wird nach Ansicht einiger Experten nicht allein durch Gliadin, sondern auch durch ein Lektin aus dem Weizen ausgelöst. Lektine sind neben dem Gliadin auch im Getreideeiweiß Gluten enthalten.

Bohnen enthalten relativ viel Lektin. Erst durch Erhitzen, z.B. Kochen, wird es unschädlich. Verzehren Sie deshalb keine rohen Bohnen.

Lektine im täglichen Brot

Die im Gluten enthaltenen Lektine sind hoch resistent gegen Hitze. Sie halten einer Temperatur von 110 °C über 30 Minuten stand. Diese wird im inneren Teil eines Brotes kaum erreicht. Deshalb sind die Lektine auch im Brot noch enthalten.

Regelmäßige Lektinaufnahme kann zu einer Abnahme der Aktivität von Enzymen führen und die Aufnahme von Fetten und Vitamin B12 behindern. Auffallend ist die Entzündung des Dünndarms (Jejunum) und manchmal auch des Dickdarms. Typische Veränderungen wie Nekrosen (Absterben von Gewebeteilen) finden sich auch an der Leber und am Herzen.

Höhere Lektinaufnahme bei Vegetariern

Es stellt sich die Frage: Können die in der täglichen Nahrung enthaltenen Lektine die Gesundheit schädigen? Die Antwort: Bei einer ausgewogenen Mischkost können die darin vorkommenden Lektine keinen gesundheitlichen Schaden anrichten.

Wenn Sie als Vegetarier jedoch kein Fleisch essen, sondern sich hauptsächlich von Avocados, Äpfeln, Bananen, Karotten und Mais ernähren, ist Ihre Lektinaufnahme sicherlich höher als bei einer durchschnittlichen europäischen Mischkost.

Manche Agglutinine bzw. Lektine können durch Zucker in ihrer schädigenden Wirkung blockiert werden. So wird z. B. das Linsenagglutinin durch Alpha-Glukose (Zucker) unwirksam.

Empfehlung zu Phytohämagglutininen (Lektinen)

- Essen Sie Bohnen generell nie im rohen Zustand, z. B. als Teil der Rohkost.
- Kochen Sie die Bohnen mindestens 15 Minuten lang.
- Verzehren Sie Bananen ausschließlich roh.
- Vom häufigen Genuß eines Bananenkuchens, in dem die Bananen mitgebacken werden, ist abzuraten.
- Geben Sie in Ihr Linsengericht eine kleine Prise Zucker. Zucker blockiert das Linsenagglutinin.
- Essen Sie Gemüse und Obst in reichhaltiger Abwechslung.

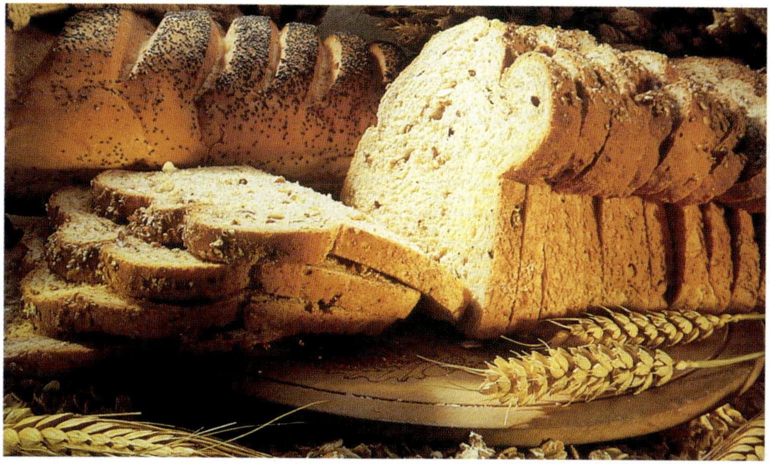

Zuviel Lektine sind gesundheitsschädlich. Bei einer ausgewogenen Mischkost haben Sie aber nichts zu befürchten. Nur z. B. Vegetarier, die extrem viel Brot essen, können eventuell Probleme bekommen – denn Brot enthält Lektine.

Saponine

Saponine sind vor allem in Hülsenfrüchten enthalten und galten lange Zeit als gesundheitsschädigend. Sie haben eine hämolytische (blutzersetzende) Wirkung. Da diese Stoffe nur zu geringen Teilen resorbiert werden, bleibt ihre Hauptwirkung auf den Magen-Darm-Bereich beschränkt. Eine gesundheitsschädigende Aufnahme von Saponinen ist dann möglich, wenn die Darmschleimhaut entzündet oder durch den regelmäßigen Gebrauch von Abführmitteln gereizt ist.
Sojabohnensaponine sind harmlos, im Gegensatz zu Alfalfa, da deren blutzersetzende Wirkung durch Albumin (Eiweißstoff) im Blutserum gehemmt wird. Etwa 40 Prozent der Saponine werden durch Kochen zerstört. Im Darm verbinden sich die Saponine mit dem Cholesterin aus der Nahrung und verhindern dadurch deren Aufnahme.

Saponine reagieren gerne mit Cholesterin oder Fetten. Eine kleine Portion Fleisch oder Speck in Ihrem Linsen- oder Bohnengericht schadet deshalb Ihrem Cholesterinspiegel nicht.

Saponine senken den Cholesterinspiegel

Gallensäuren werden zur Fettverdauung über den Gallengang ausgeschieden und weiter unten im Darm wieder zurückresorbiert. Saponine binden diese Gallensäuren. Daher muß der Körper vermehrt neue Gallensäuren produzieren. Dazu verbraucht er Cholesterin. Auf diese Weise senken Saponine die Blutfette direkt und indirekt:

- Indem sie das Nahrungscholesterin an der Resorption hindern
- Indem sie zu einem vermehrten Cholesterinabbau führen.

Praxistip Linsengericht mit Fleisch
Kochen Sie im Bohnen- oder Linseneintopf ein kleines Stückchen Fleisch oder ein Stück Parmesankäse mit. Die im Fett enthaltenen Saponine helfen den Cholesterinspiegel zu senken.

Linseneintopf – am besten mit Fleisch
Befürchtungen, daß Saponine die Darmschleimhaut schädigen, haben sich nicht bestätigt. Da die Zellwände der Darmschleimhaut – wie alle anderen Zellwände auch – eine Fettschicht enthalten, wäre es denkbar, daß Saponine mit diesen Fetten reagieren, so wie sie es mit Cholesterin tun, und so die Zellmembran zerstören. Dies geschieht am ehesten, wenn die Hülsenfruchtmahlzeit überhaupt kein Cholesterin oder sonstiges Fett enthält.

Saponine binden Gallensäuren
Es sollen aber nicht alle Saponine abgebunden werden, so daß noch ausreichend viele davon zur Verfügung stehen, um Gallensäuren zu blockieren und Immunzellen anzuregen. Letzteres geschieht, indem sich die Saponine mit dem Cholesterin in der Zellwand der Immunzellen, z. B. den Natural Killer Cells, verbinden, die in hohen Konzentrationen in der Darmwand vorhanden sind.

Saponine sind überwiegend gesund: Sie senken den Cholesterinspiegel und aktivieren die Immunabwehr, besonders im Darmbereich.

Empfehlung zu Saponinen

- Saponine in Hülsenfrüchten – also in Bohnen, Erbsen, Linsen und ähnlichen Gemüsesorten – gelten heute nicht mehr als gesundheitsschädlich, da die gesundheitsfördernden Wirkungen dieser Substanzen bei weitem überwiegen.
- Saponine senken den Cholesterinspiegel im Organismus und aktivieren die Immunabwehr.
- Saponine sind in kleinen Mengen auch im Spinat, in roten Beten und im Spargel enthalten.
- Bei regelmäßigem Gebrauch von Abführmitteln bzw. bei entzündetem Darm sollten Sie Saponine vermeiden.

Solanin

Solanin, ein giftiges Alkaloid, kommt in den grünen Anteilen von Kartoffeln und Tomaten vor. Beim Schälen sollten deshalb diese Stellen sorgfältig weggeschnitten werden. Reste von Solanin lösen sich im Kochwasser auf. Mit zunehmendem Reifegrad der Früchte sinkt der Solaningehalt kontinuierlich.

Die grünen Stellen bei Kartoffeln und Tomaten enthalten das giftige Alkaloid Solanin. Schneiden Sie deshalb sorgfältig alle grünen Stellen weg. Zusätzlich empfiehlt es sich, das Kochwasser wegzuschütten.

Vergiftung mit Solanin

Vergiftungen durch Solanin, ein giftiges Alkaloid, äußern sich mit folgenden Vergiftungsanzeichen:

- Kratzen im Hals und Heiserkeit
- Kopfschmerzen
- Mattigkeit, Depressionen, Lustlosigkeit
- Erbrechen und Durchfälle.

Kinder sind besonders gefährdet

Erwachsene tolerieren eine größere Menge dieses Giftes als Kinder. Den deutlichen Unterschied in der Reaktion auf das Alkaloid Solanin erkennt man klar bei Massenvergiftungen. Im Jahre 1978 kam es in einer englischen Schule zu einer Massenvergiftung durch Solanin. 78 Kinder der insgesamt 300 Schüler waren davon betroffen. Obwohl sämtlich Lehrkräfte ebenfalls an der Schulspeisung teilgenommen hatten, erkrankte kein einziger Erwachsener.

Empfehlung zu Solanin

- Schneiden Sie die grünen Anteile von Kartoffeln und Tomaten weg.
- Wenn Sie nicht alle grünen Stellen vom Gemüse entfernt haben, so schütten Sie das Kochwasser lieber weg, denn Solanin löst sich im Kochwasser auf.
- Bitte keine grünen Tomaten als Sauergemüse einlegen. Kochen in Essigwasser befreit nur die äußeren Fruchtanteile von Solanin. Im Inneren bleibt es erhalten.

Nahrung mit Schadstoffen

Nachfolgende alphabetische Auflistung gibt Ihnen einen schnellen Überblick über Lebensmittel, bei denen Sie achtsam sein sollten.

Avocados

Avocados enthalten Mannoheptulose, ein Kohlenhydrat, das einen hohen Blutzuckerspiegel auslösen kann. Dieser Stoff hemmt die Ausschüttung und vermutlich auch die Bildung von Insulin.

Empfehlung zu Avocados

Avocados sind für Diabetiker des Typs II nicht geeignet!

Bitterliköre

Kalamusöl hat nachweislich eine karzinogene, d. h. krebserzeugende Wirkung. Wegen seines bitteren Geschmacks wird es gerne Bitterlikören zugesetzt. In den USA ist die Verwendung von Kalamusöl seit 1968 verboten. In der EU hingegen ist es seit 1974 erlaubt.

Empfehlung zu Bitterlikören

Am besten verzichten Sie generell auf Bitterliköre!

Bindehautentzündung und Hautausschläge sind manchmal die Folge von Biotinmangel. Das Vitamin Biotin wird durch häufigen Verzehr von rohem Hühnereiweiß verursacht. Kochen Sie daher lieber die Eier.

Hühnereiweiß, rohes

Rohes Hühnereiweiß enthält Avidin, das durch Kochen zerstört wird. Avidin bildet einen Komplex mit dem Vitamin Biotin und macht es dadurch unresorbierbar. Personen, die oft rohes Hühnereiweiß essen, können deshalb unter Biotinmangel leiden, der sich z. B. durch Bindehautentzündung oder Hautausschläge zeigt.

Empfehlung zu rohem Hühnereiweiß

Essen Sie keine rohen Eier, verzichten Sie auf Eischnee!

Hülsenfrüchte

Sie enthalten Tannine. Siehe dazu unter Kaffee.

Kaffee, Tee und Hülsenfrüchte

Tannine (= Phenolsäuren) kommen vor allem in Hülsenfrüchten vor, ebenso in Kaffee und Tee.
Verbinden sich diese auch als Gerbstoffe bezeichneten Substanzen mit Verdauungsenzymen, so wird z.B. die Stärkeverdauung verzögert. Dies führt zu einem gleichmäßigeren Zuckerspiegel und einem langanhaltenden Sättigungsgefühl, was vor allem für Diabetiker wichtig ist.

Tannin im Kaffee verhindert die Aufnahme von Spurenelementen. Dies können Sie leicht umgehen, indem Sie Ihren Kaffee mit viel Milch oder Sahne trinken.

Kaffee – am besten mit viel Milch

Andererseits behindern Tannine auch die Aufnahme von Spurenelementen. So kann z.B. regelmäßiges Trinken von schwarzem Kaffee, also Kaffee ohne Milch, nach dem Essen zu Eisenmangel führen. Dies wurde aber auch bei Vegetariern beobachtet, die viel Tee ohne Milch konsumieren.
Wird dagegen nach englischer Art der Kaffee oder Tee mit Milch getrunken, so wird die Aufnahme der Spurenelemente nicht blockiert. Statt des nicht resorbierbaren Komplexes aus Spurenelementen und Tannin wird jetzt ein Spurenelemente-Aminosäuren-Produkt gebildet, das der Körper leicht aufnehmen kann.

Erwähnenswert ist auch noch, daß weitere Gerbstoffe wie Kaffeesäure, Catechin und Chlorogensäure die Bildung von krebserregenden Nitrosaminverbindungen sogar in stärkerem Maße hemmen können als Vitamin C.

Empfehlung zu Kaffee, Tee und Hülsenfrüchten

- Trinken Sie Kaffee oder Tee mit Milch.
- Wenn Sie Kaffee oder Tee mit Milch nicht mögen, dann essen Sie ein Käsebrot dazu (wegen der Aminosäuren).
- Trinken Sie statt einem Glas Wein ruhig einmal eine Tasse Tee mit Milch zu Ihrem Hauptgericht …

Lakritze

Glyzyrrhizin ist in Lakritze enthalten, die gerne zu Bonbons (»Bärendreck«) und Zuckerstangen verarbeitet wird. Der tägliche Verzehr von 70 bis 100 Gramm Lakritze kann zu Bluthochdruck führen.

Zuviel Vitamin A wird vom Körper nicht ausgeschieden, sondern kann zu Vergiftungen führen. Bei Provitamin A (Beta-Karotin) ist das nicht der Fall.

Empfehlung zu Lakritze

Lakritze sollten Sie nur ab und zu genießen. Regelmäßiger hoher Lakritzkonsum kann verursachen:

- Bluthochdruck
- Wassereinlagerungen.

Leber

In der Leber von Tieren sind sehr hohe Konzentrationen des fettlöslichen Vitamin A enthalten. Vitamin A kommt nur in tierischen Produkten vor und kann, wenn es zuviel gegessen wird, zu Vergiftungserscheinungen führen. Bitte beachten Sie jedoch, daß dies nicht für das Provitamin A (Beta-Karotin) gilt, welches im Gemüse vorkommt. Der Tagesbedarf eines Erwachsenen an Vitamin A beträgt 0,2 Gramm.

Bei zuviel Vitamin A wird's problematisch

Manchmal nehmen Patienten, ohne Rücksprache mit ihrem Arzt, Vitamin-A-Tabletten in hohen Mengen ein. Bei zu hoher Dosierung können folgende Zeichen auftreten: trockene Lippen, Juckreiz, Appetitlosigkeit, trockene Haut und dünnes Haar.

Empfehlung zu Leber

- Essen Sie nicht mehr als einmal im Monat Leber.
- Schwangere sollten gänzlich auf Leber verzichten, da eine Vitamin-A-Überdosierung auch zu Mißbildungen des Kindes führen kann.
- Nehmen Sie nicht eigenmächtig Vitamin-A-Präparate ein.
- Beta-Karotin (Provitamin A) ist hingegen unbedenklich.

Muscheln und Austern

Diese Meerestiere sind normalerweise nicht giftig. Ihre Nahrung, Meeresplankton, kann unter bestimmten Bedingungen extrem giftige Dinaflagellaten enthalten. Diese werden in den Muscheln und Austern konzentriert.

Der Verzehr dieser Muscheln führt nach 5 bis 30 Minuten zu Vergiftungserscheinungen. Typisch sind Prickeln an den Lippen, allmähliche Lähmung der Mundmuskulatur, die sich auf den übrigen Körper ausdehnt. Der Tod kann durch Atemlähmung eintreten. Dieses Gift wird Saxitonin genannt. Schwere Vergiftungen treten z.B. am Golf von Mexiko dann auf, wenn sich das Wasser durch die vielen Dinoflagellaten rot färbt. Beschwerden in Form von Durchfällen und Magen-Darm-Krämpfen sind auch schon durch Miesmuscheln aus der Nordsee hervorgerufen worden.

Empfehlung zu Muscheln und Austern

- Generell Vorsicht bei Muscheln und Austern!

Muskatnuß

Das dem Meskalin verwandte Myristizin der Muskatnuß kann in hohen Mengen zu Vergiftungen führen. Es treten Halluzinationen auf, Engstellung der Pupillen, schneller Puls und Blutdruckschwankungen. Als Würzmittel ist Muskatnuß jedoch ungefährlich.

Empfehlung zu Muskatnuß

- Muskatnüsse sollten Sie immer verschlossen aufbewahren.

Paprika und Cayennepfeffer

Was gibt Paprika die Schärfe? Kapsaizin. Süßer Paprika enthält wenig Kapsaizin, Cayennepfeffer sehr viel davon. Entsprechend unterschiedlich ist die Schärfe. Ihnen wird sehr warm, bis hin zu Schweißausbrüchen, wenn Sie stark gepfefferte Speisen essen. Kapsaizin erregt die Wärmerezeptoren im Körper.

Warum wird Ihnen bei sehr scharf gepfefferten Speisen ganz heiß bis hin zu Schweißausbrüchen? Weil das Kapsaizin die Wärmerezeptoren im Körper erregt. In vernünftigen Mengen verwendet, ist Cayennepfeffer jedoch gesund und lecker.

Empfehlung zu Paprika und Cayennepfeffer

- Vermeiden Sie das übermäßige Pfeffern Ihrer Speisen.
- Bei süßem Paprika darf es etwas mehr sein, bei Cayennepfeffer etwas weniger.

Petersilie, Ingwer und schwarzer Pfeffer

Diese Pflanzen enthalten in geringen Mengen Safrol, einen karzinogenen (krebserregenden) Stoff. Bei Mäusen führt die Gabe von Safrol zu Wucherungen von Speiseröhre, Lunge und Leber.

Empfehlung zu Petersilie, Ingwer und schwarzem Pfeffer

Wenn in Ihrer Familie schon Krebserkrankungen aufgetreten sind, dann sollten Sie Petersilie, Ingwer und schwarzen Pfeffer nicht in zu großen Mengen verwenden.

Gesammelte Waldpilze enthalten oft sehr hohe Kadmium- und Quecksilberkonzentrationen. Manchmal sind sie auch noch vom Unglück in Tschernobyl radioaktiv belastet. Beschränken Sie deshalb Ihren Verzehr von Waldpilzen auf ein bis zwei Gerichte monatlich, oder weichen Sie auf Zuchtpilze aus.

Pfefferminzbonbons

Raucher steigen bei der Entwöhnung von der Zigarette gern auf Pfefferminzbonbons um. Das u.a. auch in Hustenbonbons enthaltene Menthol kann bei hohen Mengen sogar zum sogenannten Vorhofflimmern (einer Herzrhythmusstörung) führen.

Empfehlung zu Pfefferminzbonbons

Hustenbonbons und sonstige Pfefferminzbonbons sollten Sie nur in geringen Mengen lutschen, vor allem dann, wenn bei Ihnen bereits eine Herzerkrankung vorliegt.

Pilze

In Pilzen sammelt sich oft Kadmium und Quecksilber an. Die höchsten Konzentrationen dieser Giftstoffe stecken dabei in den Lamellen der Pilze. Gezüchtete Pilze haben deutlich weniger Schadstoffbelastung als gesammelte Waldpilze.

Empfehlung zu Pilzen

- Sie sollten nicht öfter als ein- bis zweimal pro Monat Waldpilze verzehren.
- Gezüchtete Pilze (z.B. Champignons, Egerlinge, Shiitake Pilze) sind von dieser Einschränkung nicht betroffen.

Viele leckere Nahrungsmittel werden problematisch, wenn sie im Übermaß verzehrt werden. Das gilt auch für die Delikatesse Wachtelfleisch, das oft durch Schierlingsgift belastet ist.

Senf, Meerrettich, Rettich

Liebhaber dieser scharfen Nahrungsmittel verzehren damit das stark reizende Allyl-Senföl. In großen Mengen genossen, kann es Reizungen im Magen-Darm-Trakt bis hin zu Erbrechen hervorrufen.

Empfehlung zu Senf, Meerrettich und Rettich

- Wenn Sie nach dem Genuß von Meerrettich Magenbeschwerden haben, dann sollten Sie die Menge reduzieren.
- Sie brauchen jedoch auf Meerrettich nicht ganz zu verzichten.

Tee

Siehe unter Kaffee.

Wachtelfleisch

Wachteln ernähren sich in ihrem Winterquartier Afrika von den Samen des für den Menschen giftigen Schierling. Im Frühjahr, wenn die Vögel zu uns zurückkommen, enthält ihr Fleisch noch so viel von diesem Gift, daß es zu starken Unverträglichkeitsreaktionen kommen kann.

Übelkeit und Erbrechen bis hin zu allmählich sich ausbreitender Muskellähmung sind typische Zeichen einer Schierlingsvergiftung. Im Herbst ist das Wachtelfleisch jedoch weitgehend giftfrei.

Empfehlung zu Wachtelfleisch

- Essen Sie Wachtelfleisch nur im Herbst.

Wenn Sie an zu hohem Blutdruck leiden, sollten Sie auf bestimmte Käsesorten und Chianti verzichten. Sie enthalten Wirkstoffe, die den Blutdruck erhöhen können. Essen Sie statt Gouda lieber ein Stück Edelschimmelkäse, und trinken Sie eine andere Rotweinsorte.

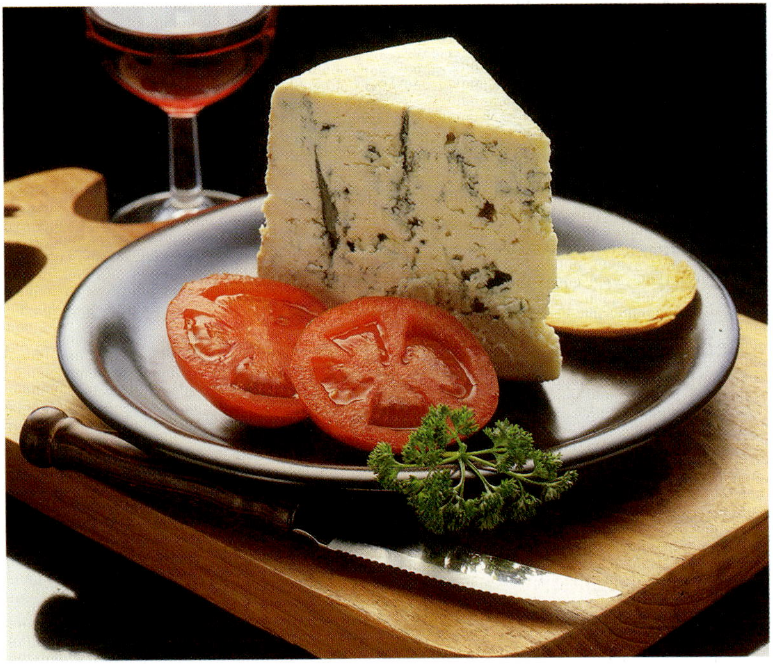

Waldmeister

Waldmeister enthält den hochwirksamen Stoff Kumarin, der auch nach Herzinfarkten eingesetzt wird. Weil Waldmeister ein sehr starkes Heilkraut ist, darf er nicht frei verkauft werden.

Der kritische Inhaltsstoff von Waldmeister ist Kumarin, das in deutlich geringeren Mengen auch in Datteln, Erdbeeren, Brombeeren, Aprikosen und Kirschen vorkommt. Kumarin hemmt die Blutgerinnung. Therapeutisch wird Kumarin in dem Medikament Marcumar bei Patienten mit Thrombosen oder nach Herzinfarkt eingesetzt. Der freie Verkauf von Waldmeister ist nicht erlaubt.

Empfehlung zu Waldmeister

- Patienten, die unter einer Marcumar-Therapie zur Blutverdünnung stehen, sollten keine übergroßen Mengen an Datteln, Erdbeeren, Brombeeren, Aprikosen und Kirschen essen, da sonst der Grad der Blutverdünnung zu hoch werden kann.
- Auf Waldmeister sollten Sie generell verzichten.

Weitere Nahrung mit Wirkstoffen

Substanzen, die auf den Blutdruck wirken, finden sich häufig in den Nahrungsmitteln Käse, Wein, Hefeextrakt, Bananen, Walnüsse und Tomaten.

- Käse durchläuft einen Reifungsprozeß. Dabei entstehen abhängig von der Dauer »biogene Amine«. Zu diesen Stoffen gehören Tyramin, insbesondere Phenylethylamin, Kadaverin und Putrescin. Die letzten beiden Stoffe können den Blutdruck senken, Tyramin – im Gruyère und Gouda enthalten – hingegen läßt ihn steigen, indem es Adrenalin freisetzt.
  Beim gesunden Menschen werden diese Wirkungen durch Gegenregulationen neutralisiert. Liegt jedoch bereits ein zu hoher oder zu niedriger Blutdruck vor, so kann der Verzehr bestimmter Käsesorten den Blutdruck ungünstig beeinflussen.
- Ähnliche Reaktionen kann auch ein aus Hefeextrakt hergestellter Brotaufstrich (Tyramin) hervorrufen.
- Gleiches gilt für den übermäßigen Genuß von Chiantiwein.
- Bananen, Tomaten und Walnüsse können in großen Mengen verzehrt Ihren Blutdruck in die Höhe treiben. Darin ist das Serotonin (Hydroxitryptamin) enthalten, das eine blutdrucksteigernde Wirkung besitzt. Wenn Babys viele Bananen bekommen, kann sie das sehr munter machen!
  Werden regelmäßig sehr hohe Mengen an Serotonin aufgenommen, wie dies in Westnigeria der Fall ist, wo Bananen Grundnahrungsmittel sind, so treten gehäuft Endomyokardfibrosen (Schädigung des Herzens) auf. Wissenschaftler sehen einen möglichen Zusammenhang mit der einseitigen Ernährung mit Bananen.

Mit bestimmten Lebensmitteln können Sie Ihren Blutdruck bewußt steuern: Käse, Wein, Hefeextrakt, Bananen, Walnüsse und Tomaten enthalten sowohl blutdrucksteigernde als auch -senkende Wirkstoffe. Nebenstehend finden Sie die Wirkungen einzeln beschrieben.

Empfehlung zu blutdruckrelevanten Nahrungsmitteln

- Bei Bluthochdruck sollten Sie Bananen, Gruyère, Gouda, Tomaten und Walnüsse nur gelegentlich verzehren.
- Trinken Sie statt Chianti lieber eine andere Rotweinsorte.
- Leiden Sie hingegen unter zu niedrigem Blutdruck, so können Sie die oben genannten Nahrungsmittel ruhig etwas öfter, aber in kleinen Mengen genießen.

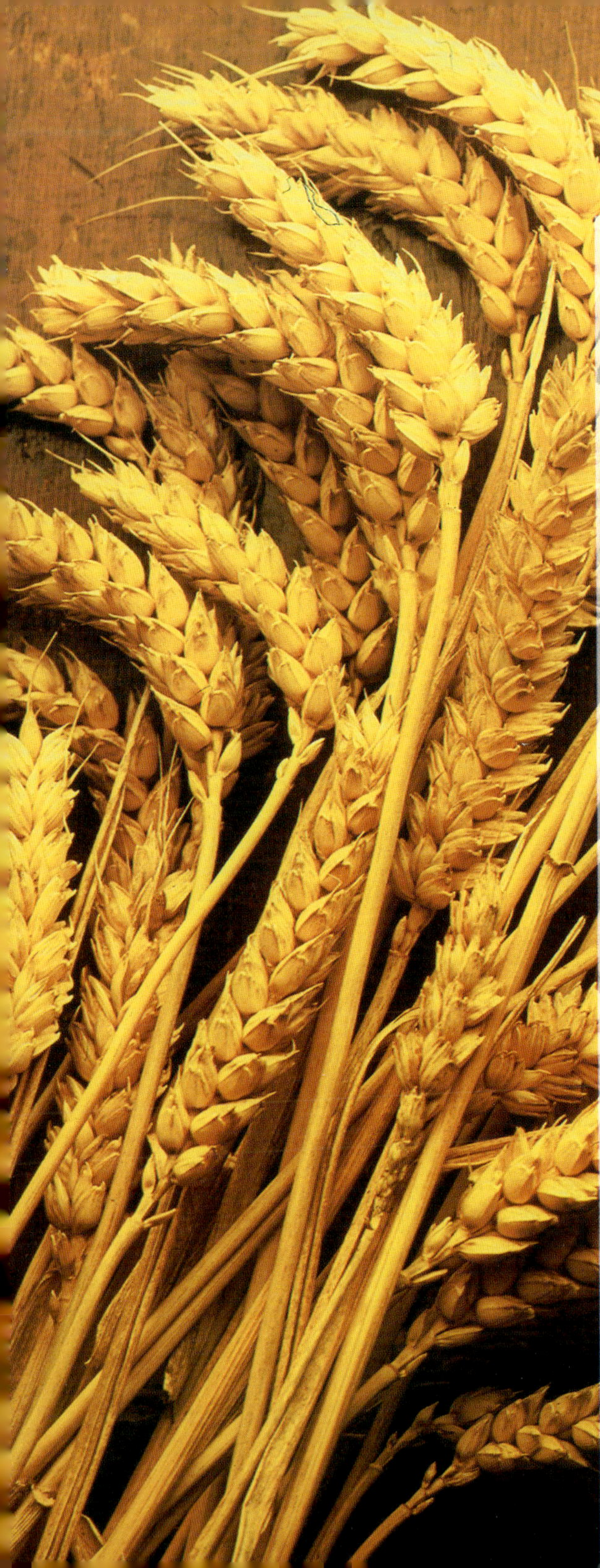

BELASTETE NAHRUNG

Biozide, Pestizide, Arznei- und Schwermetallrückstände, Hormone und bestrahlte Lebensmittel: Die Horrorliste der Nahrungsbelastungen scheint heute kein Ende mehr zu nehmen. Einseitige und krasse Ablehnung von Bioziden führt jedoch nicht weiter, denn viele der Gifte haben positive Zielsetzungen: Mit Pflanzenschutzmitteln können Ernten gerettet und dadurch Hungersnöte vermieden werden. Je mehr Pestizide zum Einsatz kommen, um so mehr Schädlinge werden dagegen resistent – und um so mehr Gift bedarf es beim nächsten Mal. Diesen Teufelskreis gilt es zu durchbrechen.

Durch Pflanzenschutzmittel belastete Lebensmittel

Geschichte des Pflanzenschutzes

Schon seit Urzeiten versuchten die Menschen im Kampf ums Überleben ihre Ernte gegen Schädlingsbefall zu schützen. So besprühte der Philosoph Demokrates seine Pflanzen mit Olivenextrakten, um sie vor Mehltau zu schützen. Auch den alten Chinesen war die biologische Schädlingsbekämpfung bekannt. Sie setzten Ameisen ein, um ihre Bäume vor Insektenbefall zu schützen.

Für die Menschheit war es ein Segen, als endlich mit chemischen Mitteln die Ernteausfälle und damit die Hungersnöte verhindert werden konnten. Die massenhafte Verwendung von Pflanzenschutzmitteln belastet aber zunehmend die gesamte Nahrungskette der Erde.

DDT gegen Hungersnöte

Nicht immer gelang es, die Ernte zu retten. Hungersnöte waren die Folge, denen oft Hunderttausende zum Opfer fielen. Es ist deshalb gut verständlich, daß die Menschheit aufatmete, als es ihr gelang, durch chemische Mittel den Verdrängungswettbewerb in der Natur anscheinend zugunsten des Menschen zu entscheiden.
Der Erfinder des DDT – einer heute in Deutschland verbotenen Chemikalie – wurde 1948 mit dem Nobelpreis ausgezeichnet. Erstmals gelang es damit, die Erreger von Malaria und Typhus zu bekämpfen.

DDT in der Muttermilch

Experten schätzen heute, daß im Zeitraum von 1940 bis 1972 ca. zwei Millionen Tonnen DDT in die Umwelt gebracht wurden. DDT ist eine außerordentlich stabile Substanz: Es dauert bis zu 20 Jahre, ehe die Hälfte zerfallen ist (Halbwertszeit). Heute wird DDT überall gefunden, da es von den Pflanzen eingebaut wird, mit welchen die Tiere gefüttert werden, die dann als Steaks für uns auf dem Teller landen. Somit steht als letztes Glied in der Nahrungskette der Mensch. Jeder von uns hat DDT im Körper, so daß es auch in der Muttermilch vorhanden ist. Es durchdringt die »Plazentaschranke« (den Mutterkuchen, die Plazenta) und lagert sich so bereits in das noch ungeborene Kind ein. Bislang ist noch nicht bekannt, ob die Gesundheit im späteren Leben dadurch beeinträchtigt werden kann. Aber selbst am fernen Nordpol kann DDT in Bodenproben nachgewiesen werden.

DDT tötet Möwen ...

Ein Beispiel für die langfristigen Folgen sei noch erwähnt: In Long Island, USA, wurden in einem Sumpfgebiet die Moskitos mit DDT bekämpft. Das Plankton nahm DDT auf; davon ernährten sich Elritzen, die wiederum von Möwen gefressen wurden. Diese erlitten dadurch eine Störung des Kalkstoffwechsels, so daß ihre Eierschalen nicht mehr hart genug waren, um bebrütet werden zu können. So kann eine ganze Tierart durch DDT bedroht werden.

... aber ohne DDT wächst die Malaria

Um die immer noch beachtlichen Ernteausfälle zu verkleinern, verteilen Landwirte allein in Deutschland jedes Jahr Zehntausende Tonnen Pflanzenschutzmittel in der Natur. Deshalb gibt es heute praktisch keine rückstandsfreien Lebensmittel mehr.

Das Verbot von DDT hatte nun wiederum ein Ansteigen der Malaria zur Folge. Weltweit werden jedes Jahr 150 Millionen Erkrankungen an Malaria (übertragen durch die Anophelesmücke), 250 Millionen an Bilharziose und Filariose (Befall durch Schnecken und Würmer) registriert, alle mit steigender Tendenz.

Die Vernichtung von Ernten durch Pflanzenkrankheiten, Insekten oder Nagetiere ist weltweit immer noch beachtlich hoch. So werden in Asien und Afrika noch bis zur Hälfte des Anbaus vernichtet, in Europa sind es immerhin noch 10 bis 20 Prozent.

Der Euphorie folgt Ernüchterung

Die große Euphorie über erste Erfolge in der Rettung des Nahrungsbestandes zu Beginn des 20. Jahrhunderts macht mehr und mehr einer kritischen Sicht Platz. Die Anforderungen an die Hersteller wurden durch die Überwachungsbehörden verschärft. So wurden 1986 noch 1800 Präparate zur Pflanzenbehandlung zugelassen, 1991 waren es nur noch 1050. Die Angst vor Ertragseinbußen läßt jedoch die Landwirte immer noch zu beachtlichen Mengen an Pflanzenschutzmitteln greifen. 1991 wurden in Deutschland ausgebracht:

- 17 600 Tonnen Herbizide
- 8500 Tonnen Fungizide
- 1300 Tonnen Insektizide
- 2300 Tonnen sonstige Biozide.

Selbst Biogemüse enthält heute Rückstände, da auch naturbewußte Bauern unter Altlasten leiden. Kurzfristiges Ziel kann deshalb nur sein, Lebensmittel mit möglichst wenigen Bioziden zu produzieren.

Was sind Biozide?

Pflanzen können auf unterschiedliche Art und Weise mit chemischen Mitteln behandelt werden. Diese als Biozide bezeichneten Stoffe werden nach ihrer Wirkung eingeteilt:

Biozide sind nicht einfach nur »schlecht«: Die WHO (World Health Organization) schätzt, daß etwa fünf Millionen Menschenleben durch den Einsatz von Bioziden gerettet wurden.

Pestizide

- Insektizide, zur Abtötung von Insekten
- Herbizide, zur Abtötung von Unkraut
- Fungizide, zur Abtötung von Schimmelpilzen
- Bakterizide, zur Abtötung von Bakterien
- Akarizide, zur Abtötung von Spinnmilben
- Nematozide, zur Abtötung von Würmern
- Moluskizide, zur Abtötung von Schnecken
- Rodentizide, zur Abtötung von Nagetieren.

Sonstige Biozide

- Desinfektionsmittel
- Entlaubungsmittel
- Trocknungsmittel.

Was nützen Biozide?

Leben retten durch Biozide

Durch den Einsatz der Schädlings- und Keimbekämpfungsmittel gelang es den Menschen, Mißernten einzudämmen. Erkrankungen und Todesfälle durch Infektionen mit dem Malariaerreger waren stark rückläufig.

Fünf Millionen Menschenleben

Die WHO (World Health Organization) schätzt, daß durch den Einsatz von Schädlings- und Keimbekämpfungsmitteln fünf Millionen Menschen vor dem Tod durch Verhungern bewahrt wurden. Der Schutz vor Schimmelpilzbefall führte zu einem Rückgang des Aflatoxingehalts der Nahrungsmittel. Aflatoxine sind krebserregende Schimmelpilze.

Welche Risiken bergen Biozide?

Die lebenslange Belastung mit Bioziden, der wir und unsere Kinder heute in unterschiedlichem Maße ausgesetzt sind, birgt das Risiko von sehr verschiedenen Krankheiten.
Allergien bis hin zu Krebserkrankungen werden heute immer häufiger registriert. In der wissenschaftlichen Literatur gibt es Hinweise über Verbindungen von Pestiziden mit Bluthochdruck, Parkinson, hohen Cholesterinwerten, Lebererkrankungen, Hauterkrankungen und Rückgang der Spermienzahl.

Pestizide verursachen auch Krebs
Die Entstehung von Krebs durch Pestizide wird darauf zurückgeführt, daß bei ihrer Umsetzung im Stoffwechsel radikale Moleküle im Körper entstehen. Überwiegt das Ausmaß der Radikaleproduktion den Umfang an neutralisierenden Mechanismen (z. B. an Vitaminen), so liegt ein »oxidativer« Streß vor. Mittel- und langfristig können über Jahrzehnte hinweg Pestizide dadurch Krebs auslösen.

Insekten werden resistent

Der Teufelskreis der Resistenz: Je mehr Pestizide in die Natur ausgebracht werden, um so schneller werden die Schädlinge darauf resistent. Und um so mehr neue Gifte müssen verwendet werden.

Momentan ist trotz des immensen Einsatzes von Pestiziden wieder ein Ansteigen von Insektenbefall zu verzeichnen. Die Ursache hierfür ist die Entwicklung von Resistenzen gegenüber Insektiziden. Dies bedeutet, daß die Insekten gegen das Gift immun geworden sind.
Ein ähnlicher Vorgang läuft auch beim Auftauchen von Bakterienstämmen ab, die gegen Penizillin oder andere Antiinfektiva resistent geworden sind.

Die US-amerikanische Akademie der Wissenschaften veröffentlichte 1988 eine Übersicht zur Schadstoffbelastung. Darin wurde geschätzt, daß ca. 20000 Fälle an Krebserkrankungen jedes Jahr auf den lebenslangen Konsum von Pestizidrückständen zurückzuführen sind.

Gifte im Fettgewebe

Pestizide werden heute als Mitverursacher von Allergien und Veränderungen in der Fortpflanzungsfähigkeit gesehen. Die Schäden treten nicht sofort auf, sondern erst nach vielen Jahren bis Jahrzehnten. Da nahezu alle verwendeten Pestizide fettlöslich sind, reichern sie sich beim Menschen im Fettgewebe an.
Diäten zur schnellen Gewichtsreduktion führen zur Freisetzung dieser Substanzen aus ihrem »Gefängnis« Fettgewebe. Somit reichern sie sich jetzt im Blut an. Nächste Zielorgane sind das Gehirn und die Nervenstränge, da auch diese Fett enthalten. Unruhe, Unwohlsein und dergleichen mehr können dadurch ausgelöst werden.

Ein völlig giftfreies Leben ist heute nicht mehr möglich. Deshalb ist es besonders wichtig, den richtigen Umgang mit den Risiken zu beherrschen. Stellen Sie sich Ihrer Verantwortung, und gestalten Sie Ihr Leben gesünder. Dieses Kursbuch gibt Ihnen die richtige Hilfestellung dabei.

Pestizide bei Neugeborenen

Weil einige Pestizide auch die Plazentaschranke (Mutterkuchen) durchdringen können, läßt dies unsere Nachkommen bereits mit einem Pestiziderbe auf die Welt kommen. Inwieweit dies für die Entwicklung des Kindes schädlich ist, wissen wir noch nicht. Hinsichtlich der Bewertung des Risikos besteht noch keine Klarheit.

Stellen Sie sich Ihrer Verantwortung!

Eins muß jedoch klar herausgestellt werden: Die verständliche Diskussion um die möglichen gesundheitlichen Gefahren durch den Einsatz von Pestiziden darf nicht als Alibi dienen, um von der eigenen Verantwortung für unsere Gesundheit abzulenken.
Noch läßt sich eines sagen: Rauchen, falsche Ernährung und falsches Streßverhalten sind mit Abstand die stärksten Auslöser für Krebs-, Herz-Kreislauf- und andere Erkrankungen.
Damit bleibt dem einzelnen die größte Verantwortung für seine Gesundheit, die er im wesentlichen durch seine Lebensweise beeinflussen kann. Vor allem, indem er die immensen Abwehrmechanismen seines Körpers aktiviert!
Ein Leben völlig ohne Gift ist nicht mehr möglich; jetzt kommt es auf den richtigen Umgang damit an. Dabei spielt das Wissen über biologische und chemische Abläufe eine wichtige Rolle. Je weiter uns die Forschung bringt, um so größer werden die Chancen. Doch der Weg ist noch lang: »Was wir wissen, ist ein Tropfen. Was wir nicht wissen, ein Ozean.« (Isaac Newton)

Wie können Sie Schäden durch Pestizide verringern?

Zuallererst mal schälen

Die biologischen Möglichkeiten der Schädlingsbekämpfung sollten dort eingesetzt werden, wo es machbar ist, z.B. Marienkäfer zur Bekämpfung von Blattläusen. Auch können Landwirte durch häufigen Fruchtwechsel im Anbau die Menge an Pestiziden drastisch einschränken.

Zu hoffen ist ebenfalls, daß biologisch leicht abbaubare Mittel entwickelt werden. Da vor allem auch die Schalen bzw. die Haut von Obst und Gemüse mit Rückständen belastet sind, sollten Sie sie im Zweifelsfall lieber schälen. Waschen allein genügt nicht. Verzichten Sie lieber auf die in der Schale enthaltenen Nährstoffe. Lieber zwei geschälte Äpfel als einen ungeschälten.

Erdbeeren im Winter? Nein danke!

So können Erdbeeren im Winter nur durch den Einsatz von Pestiziden den langen Transportweg überstehen. Der winterliche Erdbeerkonsum in unseren Breitengraden ist jedoch eine Tortur für unseren Körper: Werden die Pestizide mit verdaut, dann müssen die dabei entstehenden freie Radikale neutralisiert werden. Dies verbraucht mehr Vitamin C, als in den Erdbeeren enthalten ist. Dies sollten Sie sich als Verbraucher vor Augen halten, wenn Sie auch im Winter nicht auf Erdbeeren verzichten wollen.

Da sich die meisten Schadstoffrückstände auf der Schale bzw. der Haut von Obst befinden, sollten Sie im Zweifelsfall die Früchte lieber schälen. Verzichten Sie eher auf die Nährstoffe der Schale mit ihren vielen Giftbelastungen.

Lieber keine Radikaldiät

Bitte bedenken Sie: Sie nehmen um so mehr Pestizidrückstände auf, je mehr Sie essen. Übergewichtige haben auch mehr DDT im Fettgewebe eingelagert. Nehmen Sie daher langsam ab, sonst überschwemmen Sie ihr Blut mit Pestiziden, die aus dem abgebauten Fettgewebe stammen.

Die Folgen einer Radikaldiät können sein:

- Übelkeit
- Reizbarkeit
- Nervosität.

Forderungen zum Pestizidgebrauch

Wenn wir in Zukunft nicht hungern wollen, dann müssen wir nach wie vor Pestizide in Kauf nehmen. Dabei ist ein maßvoller und gezielter Einsatz zu fordern:

- Kein Einsatz von Entlaubungsmitteln, um die Ernte von Sojabohnen zu erleichtern
- Kein unkontrollierter Einsatz von Pflanzenschutzmitteln durch Hobbygärtner
- Kontrollierter Einsatz durch geschulte Fachkräfte
- Regelmäßiger Fruchtwechsel im Anbau senkt den Pestizidbedarf.

Ziel ist nicht die bedingungslose Verteufelung von Pestiziden, sondern der verantwortungsvolle Umgang mit ihnen. Wenn wir in Zukunft nicht hungern wollen, dann können wir auf Pestizide leider noch nicht verzichten.

Checkliste: Pestizide

- Schon seit Urzeiten kämpft die Menschheit mit unterschiedlichen Methoden gegen die Vernichtung der Ernte durch Schädlingsbefall an.
- DDT, anfangs hochgepriesen, führte zuerst zu einem Rückgang der Malariatoten.
- Später erkannte man allerdings die schädlichen Folgen dieses Giftes für die Gesundheit des Menschen.
- DDT zerfällt extrem langsam. Deshalb ist es heute in jedem Menschen nachweisbar.
- In Deutschland ist der Gebrauch von DDT verboten.
- Pestizide, weltweit in großen Mengen eingesetzt, sind als Rückstände in Lebensmitteln zu finden.
- Beim Verstoffwechseln von Pestiziden in der Leber fallen radikale Substanzen an, die neutralisiert werden müssen.
- Risiken entstehen für den einzelnen dann, wenn die Belastung mit Pestiziden die Abwehrfunktion seines Immunsystems überfordert.
- Pestizide sind im Fett gespeichert und gehen bei schneller Gewichtsreduktion in hohen Mengen ins Blut über. Dies kann Beschwerden beim Abnehmen verursachen.
- Je mehr ein Mensch ißt, um so mehr nimmt er an Schadstoffen auf, die er in seinem Fett ablagert. Dies gilt vor allem für stark belastete Nahrungsmittel, wie Erdbeeren im Winter.

Überdüngte Pflanzen

Das Schwermetall Kadmium

Über 2500 Tonnen Kadmium pro Jahr

Kadmium und Nitrate reichern sich mehr und mehr in den Böden, Feldfrüchten und im Trinkwasser an. In allen Fällen ist der Mensch am Ende der Nahrungskette durch diese Schadstoffe belastet.

Pro Jahr werden in Deutschland über 2500 Tonnen des Schwermetalls Kadmium für Rostschutzmittel, als Stabilisator für PVC, für Batterien und mehr verarbeitet. Davon werden zehn Tonnen über Abwässer als Klärschlamm auf den Äckern verteilt. Weitere 30 Tonnen kommen noch durch Kunstdünger, der ebenfalls Kadmium im Phosphatanteil enthalten kann, hinzu.

Manche Pflanzen, vor allem Wurzelgemüse wie z.B. Futterrüben, lagern Kadmium ein. Nachdem es vom Zuchtvieh verzehrt wurde, findet es schließlich über den Verzehr des Fleisches auch den Weg in den menschlichen Organismus. In den Ausscheidungsorganen Leber und Nieren sammeln sich dabei die höchsten Kadmiumkonzentrationen des ganzen Körpers an.

Nitrat durch Kunstdünger und Gülle

Gedankenlose Überdüngung der Böden, um den Ertrag zu steigern, führt zwar zu mehr und größeren Feldfrüchten, aber diese enthalten deutlich weniger Vitamine und Mineralstoffe. Dabei steigt der Nitratgehalt enorm an. Vor allem wenn reichlich Herbizide versprüht werden, kann die Nitratanreicherung in der Pflanze bis zum 20fachen des Normalwertes steigen.

Nitrate im Trinkwasser

Zusätzlich gelangt Nitrat ins Trinkwasser, so daß der Mensch von zwei Seiten damit belastet wird. Bei der Verunreinigung des Grundwassers spielt das Nitrat die größte Rolle. Über Bakterien im Boden wird es zu Nitrit umgewandelt und gelangt so über das Trinkwasser an den Verbraucher Mensch.

Prüfen Sie Ihr Trinkwasser

Gefährlich kann dies für Säuglinge werden. Nitrit führt das Eisen in den roten Blutkörperchen in die sogenannte dreiwertige Form über, wodurch es keinen Sauerstoff mehr transportieren kann. Dadurch ist die Sauerstoffversorgung gefährdet.

Wenn Sie in einer Gegend wohnen, wo aufgrund hoher Tierzucht oder übermäßiger Düngung das Trinkwasser stark nitrathaltig ist, sollten Sie Säuglingsmilch – sofern Sie nicht stillen können – bis zum sechsten Monat mit Mineralwasser anrühren. Ihr Wasseramt gibt Ihnen Auskunft über die Nitratbelastung in Ihrer Stadt.

In Gegenden mit intensiver Viehzucht oder Weinbau ist das Trinkwasser oft stark mit Nitraten belastet. Informieren Sie sich beim Wasseramt Ihrer Gemeinde oder bei örtlichen Gesundheitsinitiativen über den Nitratgehalt in Ihrem Wasser.

Risikofaktor Rauchen

Wird in der Familie auch noch geraucht, so liegt ein zusätzlicher Risikofaktor für die Erhöhung der Nitrosamine vor. Diese entstehen aus dem Nitrat bzw. Nitrit im Zigarettenrauch.

Gefährdet sind vor allem Personen mit zuwenig Magensäure, da bei einem kranken Magen leichter Nitrosamine entstehen können.

Checkliste: Düngemittel

- Kadmium wird als Kunstdüngerbestandteil und über Klärschlamm in die Umwelt verteilt.
- Pflanzen lagern dieses Schwermetall ein. Das Fleisch der Tiere, die diese Pflanzen fressen, ist damit mehr oder weniger stark belastet. So gelangt Kadmium zum Menschen als letztem Glied in der Nahrungskette.
- Innereien wie Leber und Nieren sind als Ausscheidungsorgane besonders stark mit Kadmium belastet.
- Überdüngung der Böden führt zur Nitratanreicherung im Grundwasser.
- In Gegenden mit viel Landwirtschaft – Gülle und Dünger – sollten Sie die Nahrung des Säuglings bis zum sechsten Monat mit Mineralwasser zubereiten.
- Überschüssige Gülle sollte nicht auf Äckern verteilt, sondern in eigens dafür eingerichteten Anlagen auf natürliche Weise umweltfreundlich entsorgt werden.

Arznei- und Schwermetallrückstände

Arzneirückstände im Fleisch

Markt zwischen Züchter und Verbraucher

Die kostengünstige und marktgerechte Fleischproduktion hat zur Massentierhaltung geführt. Mageres Fleisch konnte dabei am besten unter Einsatz von Medikamenten erreicht werden. Manche Viehzüchter verursachen dabei immer wieder Fleischskandale.

Das Verhalten der Verbraucher hat sich, was den Fleischkonsum angeht, in den letzten 20 bis 30 Jahren massiv geändert: Fettes Fleisch wurde immer weniger gekauft; mageres Fleisch wurde immer beliebter. Insgesamt ist ein steigender Fleischkonsum festzustellen. Auf der anderen Seite stand das Bestreben der Mastviehhalter nach Gewinn und wirtschaftlichem Überleben in einer immer schwieriger werdenden Marktsituation.

Die Folge war, daß rationell wirtschaftende Großbetriebe entstanden. Gleichzeitig versuchten Züchter, ihre Fleischproduktion den Käuferwünschen anzupassen.
Dabei zeigte sich, daß durch gezielten Einsatz von Medikamenten die Vorstellungen und Wünsche des Verbrauchers am leichtesten erfüllt werden konnten.

»Schwarze Schafe« bei der Viehzucht

Die durch Massentierhaltung bedingte Zunahme von Erkrankungen konnte ebenfalls durch den Einsatz von Medikamenten gestoppt werden. Der unkritische und rücksichtslose Einsatz mancher Züchter hatte auch bald die ersten Gesundheitsstörungen zur Folge. Die Verbote durch die Überwachungsbehörden führten zur Entwicklung immer neuer Substanzen. Zwischenzeitlich sind die meisten davon schon wieder verboten, gelangen aber über dunkle Kanäle trotzdem zum Züchter und somit zum Einsatz.
Diese »schwarzen Schafe« unter den Züchtern führen immer wieder zu Schlagzeilen, die den Verbraucher verunsichern. Kurzfristig geht der Fleischkonsum zwar zurück, um dann aber bald wieder auf die ursprüngliche Höhe anzusteigen.

Aufzuchtmittel für Mastvieh

Östrogene (weibliche Hormone)

Der erste Skandal größeren Ausmaßes trat 1971 auf, als das künstlich hergestellte Östrogen namens DES (Diethylstilboestrol) in nahezu allen Kalbfleischproben gefunden wurde. DES wurde in den fünfziger und sechziger Jahren in den USA zur Behandlung schwangerer Frauen eingesetzt, um einen drohenden Abort (Abgang) zu verhindern. Man schätzt, daß in den USA weit mehr als 100 000 Föten in der Gebärmutter DES ausgesetzt waren. Lange Zeit blieben die Folgeschäden unentdeckt.

Der erste große Östrogenskandal mit DES (Diethylstilboestrol) trat 1971 in den USA auf. Die Folgeschäden dieser Hormonbehandlung bei schwangeren Frauen sind auch 20 Jahre später noch nicht gänzlich beseitigt. Trotzdem wird DES weiter bei der Viehzucht eingesetzt.

20 Jahre bis zum Ausbruch

Es dauerte über 20 Jahre, bis die Töchter der behandelten Frauen Krankheitssymptome zeigten. Sie entwickelten Krebs an der Scheide und am Muttermund (Clear Cell Carcinoma). Die Altersverteilung bewegte sich zwischen 7 und 29 Jahren. Dabei entwickelte nicht jede Tochter diese Erkrankung. Schätzungen gehen von etwa jeder tausendsten bis zehntausendsten Frau aus.

DES-Schäden in der dritten Generation

Derzeit ist noch nicht bekannt, ob sich das Erkrankungsrisiko mit zunehmendem Lebensalter erhöht. Es zeigt sich jedoch, daß die betroffenen Töchter, die nun ebenfalls wieder zu Müttern geworden sind, zwei- bis dreimal so häufig Tod- oder Frühgeburten haben wie der Durchschnitt der Frauen. Somit hat der DES-Schaden nun auch auf die dritte Generation übergegriffen. Zusätzlich trat bei den mit dem DES-Östrogen behandelten Müttern überdurchschnittlich häufig Brustkrebs auf.

Die männlichen Nachkommen der mit DES behandelten Frauen zeigten eine erhöhte Anfälligkeit gegenüber Hodenkrebs. Auch hatten sie häufiger Fehlbildungen der Hoden.

Folgenlose Warnung

Ein Teil der Viehmäster setzte trotz einer Warnung durch die Arzneimittelkommission der deutschen Ärzteschaft im Jahre 1977 weiter DES zur Förderung des Wachstums ein.

DES in Deutschland

1979 ergab eine Untersuchung in Hamburg, daß etwa 40 Prozent aller Kälber mit DES behandelt wurden. Erst 1981 wurde das Hormon verboten. Aber sofort tauchten zwei neue Substanzen auf: Dienöstrol und Hexöstrol, die dem DES sehr ähnlich sind. Beide werden illegal weitervertrieben.

Der Einsatz von Hormonen zur Tiermast in Europa ist seit dem 20. Februar 1989 verboten. Auf Betreiben interessierter Kreise soll der Hormoneinsatz jedoch wieder legalisiert werden. Noch ist keine Entscheidung gefallen

Antibiotika

Hormone, Antibiotika und Asthmamittel: Die Phantasie der Viehzüchter und Pharmafirmen ist groß, wenn es um die »Produktion« von magerem und damit gut verkäuflichem Fleisch geht. Die gesundheitlichen Folgen werden jedoch dabei meist übersehen.

Antibiotika werden heute aus zwei Gründen eingesetzt.

- Antibiotika unterbinden die Ausbreitung von Infektionskrankheiten in Großmastbetrieben.
- Antibiotika fördern das Wachstum und die Eierproduktion der Tiere.

Wachsende Resistenz gegen Antibiotika

Heute wird schätzungsweise die Hälfte der Weltproduktion an Antibiotika für die Tiermast eingesetzt. Wenn jedoch zu häufig Antibiotika gegeben werden, dann entwickeln sich beim Tier resistente Bakterienstämme. Gegen diese Bakterien wirkt das Antibiotikum nicht mehr.

In der Folge müssen beständig neue Medikamente entwickelt werden. Zwischenzeitlich gibt es bereits Salmonellenstämme, die gegen mehrere Medikamente resistent sind. Wird ein Mensch mit diesen Salmonellen infiziert, so verläuft die Erkrankung besonders schwer.

Beta-Agonisten

Um besonders mageres Fleisch entsprechend den Käuferwünschen zu produzieren, begannen 1987 einige Züchter den Beta-Agonisten Clenbuterol, später auch Salbutamol, einzusetzen. Diese Verwendung war eindeutig illegal.

Bei den Beta-Agonisten handelt es sich um Arzneimittel gegen Asthma. Selbst im Jahre 1991 fanden Kontrolleure noch Salbutamol in zehn Prozent aller untersuchten Proben.

Beta-Rezeptoren-Blocker

Vielen Patienten mit Angina pectoris, hohem Blutdruck oder Herzrhythmusstörungen sind diese Arzneimittel bekannt. Sie haben eine beruhigende Wirkung auf das Herz.
Dies wird beim Transport von Schweinen zum Schlachthof genutzt. Durch die körperliche Belastung und den Streß sterben etliche dieser sensiblen Tiere den plötzlichen Herztod. Dieser Gefahr wird durch eine Ampulle Beta-Blocker vor dem Verladen vorgebeugt.
Gleichzeitig verhindern Beta-Blocker eine Verschlechterung der Fleischqualität. Denn durch die streßbedingte Adrenalinausschüttung wird das Fleisch des Schweines zäh.

Schädliche Rückstände

Damit der Beta-Rezeptoren-Blocker wirken kann, muß er bis zum Tod des Tieres in ausreichenden Konzentrationen vorhanden sein. Das Fleisch der Tiere enthält somit noch Rückstände von Beta-Blockern, die besonders an der Einstichstelle – am Hintern und am Nacken – hoch sein können. Der Verzehr dieses Fleisches kann bei Patienten mit bestimmten Erkrankungen (AV-Block am Herzen, Asthma bronchiale und Herzschwäche), die nicht mit Beta-Rezeptoren-Blockern behandelt werden dürfen, Herzbeschwerden auslösen.

Es ist unmittelbar einleuchtend, daß es ungesund ist, andauernd und ohne medizinischen Grund Kortison zu sich zu nehmen. Und doch geschieht dies bei fast jedem Schweinebraten.

Glukokortikoide

Kortison, der bekannteste Vertreter aus der Gruppe der Glukokortikoide, führt zu vermehrter Wassereinlagerung im Fleisch. Gleichzeitig steigt der Appetit. Dies sind Reaktionen, die auch bei Menschen unter Kortisontherapie auftreten. Durch die Wassereinlagerung erhöht sich das Gewicht des Schlachttieres, und damit steigt auch der Verkaufspreis.

Ein Übermaß an Kortison

Kritisch sind Kortisone dann zu sehen, wenn sie kurz vor dem Transport den Schweinen gespritzt werden, um den Streßtod zu verhindern. Je mehr Züchter zu dieser Methode greifen, um so mehr steigt das Risiko, regelmäßig niedrig dosierte Kortisondosen zu verzehren. Dies kann vor allem bei Personen mit geschwächter Immunabwehr zu einer Verschlimmerung führen.

Hier finden Sie die drei am häufigsten eingesetzten Hilfsmittel zur Viehzucht: Psychopharmaka, Thyreostatika (Schilddrüsenmedikamente) und Fleischzartmacher. Alle drei Hilfsmittel sind nicht frei von bedenklichen Nebenwirkungen.

Psychopharmaka

Beruhigungsmittel verschiedenster Art finden gerne Anwendung, um Tiere während der Mast sowie auf dem Transport ruhigzustellen. Am häufigsten werden Jungbullen und Schweine damit behandelt. Da Psychopharmaka bekanntermaßen den Appetit erhöhen, steigt das Gewicht der Tiere. Dadurch verkürzt sich die Dauer der Mast, weil das Zielgewicht schneller erreicht wird. Gleichzeitig bleibt das Fleisch zarter, da der Adrenalinspiegel der Tiere, der bei der Massentierhaltung enorm hoch ist und das Fleisch zäh macht, durch die Behandlung mit Psychopharmaka gesenkt wird.

Thyreostatika

Thyreostatika sind Medikamente, die eine Überfunktion der Schilddrüse hemmen. Bei normalen, gesunden Tieren verabreicht, führen sie zu einer Unterfunktion der Schilddrüse. Die Folgen beim Tier sind die gleichen wie beim Menschen: Die Tiere werden träge, nehmen an Gewicht zu, vor allem durch Wassereinlagerungen. Damit erreicht der Züchter zwei Ziele gleichzeitig: schnelleres Wachstum und Ruhigstellung der Tiere.

Zartmacher

Ebenfalls verboten ist das Spritzen von Fleischzartmachern kurz vor dem Schlachten. Dabei handelt es sich um Enzyme, die meist aus tropischen Pflanzen gewonnen werden, also natürlichen Ursprungs sind. Die Kollagenfasern, die dem Bindegewebe ihre Zähigkeit verleihen, werden durch sie aufgespalten, und das Fleisch wird so im lebenden Schlachttier schon weich. Üblicherweise streut man Zartmacher kurz vor dem Braten auf das Fleisch. Durch das Erhitzen verlieren sie ihre Aktivität.

Der am häufigsten verwendete Zartmacher, das Papain, wird aus der Papayafrucht hergestellt. Dabei kommt es darauf an, das Papain möglichst rein zu extrahieren. Es gibt Hinweise, daß schlecht gereinigtes Papain zu Mißbildungen am Embryo führen kann, wenn es in der Schwangerschaft genommen wird. Deshalb sollten Schwangere diese Frucht nicht essen sowie auf die Verwendung von Fleischzartmachern aus Papain verzichten.

Checkliste: Rückstände von Tierarzneimitteln im Fleisch

- Die Fleischerzeuger haben sich in den letzten Jahren den Wünschen der Verbraucher nach magerem Fleisch angepaßt.
- Durch gezielten Einsatz von Medikamenten in der Tiermast konnte so der Käufer befriedigt und die Wirtschaftlichkeit des Zuchtbetriebs gesteigert werden.
- Arzneimittel, die gezielt zur Tiermast eingesetzt werden, sind:
  Antibiotika
  Östrogene
  Beta-Agonisten
  Beta-Rezeptoren-Blocker
  Glukokortikoide
  Psychopharmaka
  Thyreostatika
  Zartmacher.
- Mit dem Einsatz von Medikamenten bei der Tiermast werden folgende Ziele errreicht:
  Die Tiere erreichen doppelt so schnell ihr Endgewicht.
  Die Tiere lagern deutlich mehr Wasser ein, werden dadurch schwerer und teurer.
  Die Tiere verhalten sich insgesamt ruhiger.
  Die Tiere sterben nicht mehr so oft am Streß (an plötzlichem Herztod) vor der Schlachtung.
- Vorsichtshalber werden die Masttiere zum Schutz vor Infektionen mit Antibiotika behandelt.
- Fleisch vom Biobauern stammt aus tiergerechten Stallungen und ist ohne Masthilfen.
- Werden Sie sich Ihrer Macht als Verbraucher bewußt.
- Fragen Sie bei Ihrem Metzger, im Restaurant, aber auch in der Betriebskantine nach der Herkunft des Fleisches.
- Verzichten Sie auf wäßriges und rückstandbelastetes Fleisch hochgezüchteter Tiere.
- Bewirken Sie durch Ihr Verhalten als Konsument eine Verhaltensänderung der Züchter.
- Informieren Sie sich bei örtlichen Initiativen.

Nebenstehende Checkliste gibt Ihnen Informationen und Tips, wie Sie sich als Verbraucher für besseres und gesünderes Fleisch einsetzen können.

Metallrückstände im Fisch

Fische gehören zu den empfindlichsten Tierarten: Deswegen kann man am Zustand der Fische sehr gut die Belastung der Gewässer mit Schadstoffen messen. Fische sind damit ausgezeichnete Umweltindikatoren.

Fisch gilt als gesundes Nahrungsmittel, dessen Verzehr sehr empfohlen wird, vor allem wegen seines Jodgehaltes. Deutschland, und hier insbesondere der Süden, ist trotz Jodierung des Speisesalzes nach wie vor Jodmangelgebiet. Deshalb rät das Bundesgesundheitsamt in Berlin schwangeren Frauen, regelmäßig Meeresfisch zu essen. Auch Manager, die nachmittags fit sein müssen, wählen zum Mittagessen lieber Fisch statt Fleisch. Fisch, fettarm zubereitet, macht nicht so müde wie Fleisch.

Fische als Umweltindikatoren

Da nun Fische mit zu den empfindlichsten Tieren gehören, kann an den Rückständen in ihrem Fleisch die Belastung des Wassers mit Umweltgiften abgelesen werden. Aber dabei sollten Sie wissen: Die Quecksilberbelastung von Fischen besteht seit Urzeiten, da Quecksilber natürlicherweise in Meerwasser enthalten ist. Allerdings haben Eingriffe des Menschen, wie z. B. Einleitung von Industrieabwässern ins Meer oder in Flüsse, zu einer deutlichen Zunahme der für den Menschen ungesunden Stoffe geführt.

Hering, Kabeljau und Makrele

Fische aus küstennahen Gewässern, vor allem aus den Mündungsgebieten der großen Flüsse, sind besonders stark mit Kadmium, Quecksilber und Arsen belastet. Hering, Kabeljau und Makrele, die am häufigsten den Weg in die Pfanne finden, sind am wenigsten belastet, deutlich weniger als Fluß- und Küstenfische.

Blei

Die Bleibelastung der Umwelt durch menschliche Eingriffe gab es schon im Römischen Reich, wo Wasserleitungen und Geräte für die Weinerzeugung aus Blei hergestellt wurden. Bei den Römern betrug die Jahresproduktion von Blei 80000 Tonnen. Im Jahre 1980 belief sich der weltweite Bleibedarf auf 5,3 Millionen Tonnen. Positiv ist zu vermerken, daß die Bleibelastung in Deutschland seit Anfang der siebziger Jahre rückläufig ist: Die Belastung mit 2000 Tonnen im Jahr 1971 sank auf 500 Tonnen im Jahr 1984.

Wo sich das Blei ablagert

Bei Tieren lagert sich das Blei vor allem in den Ausscheidungsorganen Leber und Nieren sowie in den Knochen und Knorpeln ab. Normalerweise werden diese Bestandteile des Fisches nicht verzehrt, so daß die Bleiaufnahme bei einem Fischgericht nicht höher als bei anderen Nahrungsmitteln ist.

Trotz mancherlei Belastungen der Fische mit Blei, Kadmium und Quecksilber gehört Fisch zu den gesündesten aller Lebensmittel. Hier erfahren Sie, warum diese Rückstände nicht so dramatisch sind.

Kadmium

Kadmium wird in Meeresfischen in deutlich geringeren Mengen gefunden als in Fluß- und Küstenfischen. Mit einer Ausnahme: Tintenfische, die mit inneren Organen zubereitet werden – also z. B. Tintenfisch im eigenen Saft –, zeigen hohe Kadmiumbelastungen.

Quecksilber

Der Mensch nimmt Quecksilber im wesentlichen über den Verzehr von Fisch auf. Die Belastung des Fisches mit Quecksilber wurde durch Eingriffe des Menschen in manchen Regionen massiv erhöht. So war es zu Beginn der fünfziger Jahre noch üblich, quecksilberhaltige Abwässer ins Meer oder in Flüsse zu leiten. Von den Seefischen haben vor allem die langlebigen Arten wie Hai, Heilbutt und Thunfisch hohe Quecksilberkonzentrationen.

Checkliste: Schwermetallrückstände im Fisch

- Durch Jodgehalt ist Fisch ein wichtiges Nahrungsmittel.
- Die Schwermetallbelastung der Süßwasserfische ist seit Anfang der siebziger Jahre rückläufig, da Industrieabwässer nur noch gereinigt in Flüsse eingeleitet werden dürfen.
- Nachgewiesen werden Blei, Kadmium und Quecksilber.
- Kurzlebige Meeresfische wie Hering, Kabeljau und Makrele sind wenig belastet.
- Viele Schwermetalle finden sich in den langlebigen Fischsorten wie Hai, Heilbutt und Thunfisch.
- Elbe und Rhein sind immer noch so belastet, daß Sportangler auf den Verzehr ihrer Beute verzichten sollten.
- Die saubersten Gewässer gibt es in Naturschutzgebieten.

Verdorbene Nahrung

Keime in Lebensmitteln

Wer ißt schon verschimmelte Nahrungsmittel? Wohl niemand. Aber viele Schimmelpilze sind unsichtbar und bilden Gifte, sogenannte Aflatoxine. Über die Nahrungskette gelangen Aflatoxine auch von der Pflanze zum Menschen.

Die Pest der Schimmelpilze

Erkrankungen und Todesfälle durch Aflatoxine, also Gifte, die von Schimmelpilzen gebildet werden, machten der Menschheit mindestens ebenso zu schaffen wie die Pest und andere Infektionserkrankungen. Der Verzehr verschimmelter Nahrungsmittel ist zwar in den industrialisierten Ländern deutlich zurückgegangen, jedoch in Ländern der dritten Welt nach wie vor üblich – vor allem dann, wenn Lebensmittelknappheit herrscht.

Schimmelpilze lieben es feuchtwarm

Schimmel befällt Nahrungsmittel vorzugsweise in feuchtwarmem Klima. Manchmal werden Pflanzen aber schon auf dem Acker von Schimmel befallen, wobei dieser nicht unbedingt sichtbar sein muß. Pflanzen mit schwachen Abwehrkräften werden zuerst befallen.

Die heute in der Landwirtschaft vorherrschende Monokultur sowie der massive Einsatz von Kunstdünger und Pestiziden, gefolgt von einem Mangel an Spurenelementen, schwächen die Pflanzen. So warnen bereits heute Experten vor der zunehmenden »Verpilzung« der Landschaft.

Krebsgefahr durch Aflatoxine

Aflatoxine gelangen über die Nahrungskette von der Pflanze über Tiere schließlich zum Menschen. Kühe, deren Futter Aflatoxine enthält, geben diese wiederum mit der Milch ab. Da Milch für Kleinkinder ein wichtiges Nahrungsmittel ist und sie Aflatoxine aus der Nahrung stärker resorbieren als Erwachsene, sind sie besonders gefährdet. Die krebsfördernde Wirkung vieler Schimmelpilze ist bereits nachgewiesen worden. Aflatoxine sind sehr widerstandsfähig gegen Hitze, weshalb selbst das Abkochen der befallenen Speisen nichts nützt.

Lebensmittelbehörden kontrollieren für Sie

Bis heute sind noch nicht alle Schimmelpilzgifte bekannt, so daß Experten dringend vom Verzehr verschimmelter Lebensmittel abraten. Die schädigende Wirkung der Aflatoxine zeigt sich vor allem an der Leber, den Nieren und den Nerven, je nach Art des Schimmelpilzes. Die Intensität der Erkrankung kann von lokalen Reizungen bis zu deutlichen Organschäden reichen. Durch regelmäßige Kontrollen der Lebensmittelüberwachungsbehörden gibt es allerdings heute deutlich weniger Vergiftungen als in früheren Zeiten.

Schimmelpilze mit giftiger Wirkung

Die verschiedenen Aflatoxine werden durch Zusatzkürzel, B1, B2, G1, G2, M1, M2, B2a und G2a, gekennzeichnet. Die Varianten M1 und M2 kommen in der Kuhmilch vor, wenn verschimmeltes Futter gefressen wurde. Bei Aufnahme sehr hoher Mengen innerhalb kurzer Zeit kann es bei Menschen zu Leberversagen kommen. Werden hingegen regelmäßig kleine Mengen verzehrt, so steigt das Risiko, an einem sehr seltenen Leberzellkrebs zu erkranken, wie dies vor allem in Afrika beobachtet wird. In Deutschland sind bislang keine derartigen Fälle gemeldet worden. Das Ausmaß der Schädigung hängt dabei davon ab, wie die Nahrung ansonsten zusammengesetzt ist.

Schimmelpilze und deren Gifte, die Aflatoxine, befinden sich besonders häufig an Nüssen. Die meisten befallenen Früchte werden jedoch von der Lebensmittelüberwachung gefunden und ausgesondert.

Blumenkohl hemmt Tumorwachstum

Die Verabreichung von reinem Aflatoxin B1 an Ratten hatte ein deutlich ausgeprägteres Tumorwachstum zur Folge als in der Rattengruppe, die gleichzeitig Kohlgemüse erhielt. Eine hemmende Wirkung auf den Tumor war auch durch Blumenkohl zu beobachten. Des weiteren bilden Substanzen, die freie Radikale zu neutralisieren vermögen (antioxidative Vitamine), einen Schutz vor der giftigen Wirkung von Aflatoxinen.

Nahrungsmittel mit häufigem Schimmelpilzbefall

Weizen und insbesondere Erdnüsse werden besonders häufig befallen. Auch bei Mais, Reis, Hirse und Gerste wurden die Lebensmittelkontrolleure bereits fündig.

Der Edelschimmel, der zur Produktion einiger Käsesorten – wie Roquefort, Gorgonzola oder Camembert – verwendet wird, ist im Gegensatz zu Schimmel auf verdorbenen Lebensmitteln vollkommen ungiftig.

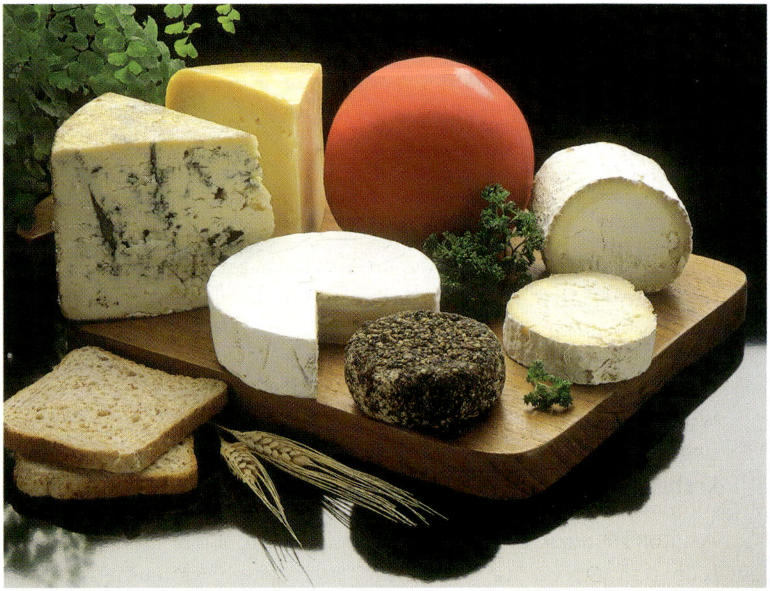

Ungiftiger Edelschimmel im Käse

Es gibt aber auch eine ganze Reihe für den Menschen ungiftiger Schimmelpilze. Ein bekanntes Beispiel ist der Edelschimmel. Edelschimmel wird bei der Käseproduktion verwendet, z. B. bei:

- Camembert
- Roquefort
- Gorgonzola.

Edelschimmel und verschimmelter Käse sind zweierlei: Der Edelschimmel ist gesund für den Menschen. Angeschimmelten anderen Käse sollten Sie jedoch wegwerfen.

Diese Käsesorten werden durch Fermentation mit Edelschimmel hergestellt. Dieser Schimmel ist für den Menschen ungefährlich.

Käseschimmel ist ungleich Edelschimmel

In Laborversuchen wurde sogar gezeigt, daß das Wachstum von gesundheitsschädigenden Schimmelpilzen und deren Sporen im Edelschimmelkäse unterdrückt wird. Findet eine Hausfrau jedoch ihren Käse mit deutlich sichtbaren fremden Schimmelpilzen, die in der Regel durch eine andere Farbe auffallen, so sollte sie den Käse wegwerfen.

Überblick zu den Schimmelpilzen
Nachfolgende Checkliste zu den Schimmelpilzen gibt Ihnen einen Überblick über die Gifte der Schimmelpilze, die Aflatoxine, über deren Gefahren und praktische Tips für den Umgang mit ihnen.

Nebenstehende Checkliste gibt Ihnen Informationen und Tips zum Thema »Schimmelpilze und Aflatoxine«.

Checkliste: Schimmelpilze und Aflatoxine

- In früheren Zeiten waren es vor allem die Sporen der Schimmelpilze – Aflatoxine – in der Nahrung, die zu Erkrankungen und Todesfällen führten.
- Nach wie vor sind Aflatoxine jedoch ein Problem in Ländern, wo verschimmelte Waren wegen der Lebensmittelknappheit gegessen werden. Diese Menschen laufen Gefahr, an Leberkrebs zu erkranken.
- Aflatoxine sind sehr hitzestabil. Verschimmeltes Futter, von Kühen gefressen, führt zu Aflatoxinen in der Milch und damit auch im menschlichen Magen.
- Experimentell konnte nachgewiesen werden, daß der Verzehr von Kohlgemüse oder Antioxidantien einen Schutz vor den gesundheitsschädigenden Wirkungen der Aflatoxine bietet.
- Beim Einkaufen von Nahrungsmitteln sollte immer auf eventuellen Schimmelbefall geachtet werden, z.B. bei abgepacktem Brot, Kartoffeln und anderen Lebensmitteln.
- Zuhause gelagerte Ware kann selbst im Kühlschrank mit Keimen befallen werden. Deshalb sollten Sie alle Lebensmittel vor der Zubereitung immer sorgfältig kontrollieren.
- Im Zweifelsfall sollten Sie die Ware wegwerfen.
- Genießen Sie nach wie vor ihren Käse mit Edelschimmel.
- Ist jedoch ein normaler Käse mit Schimmel befallen, sollten Sie ihn ebenfalls wegwerfen.

Giftart	Schimmelpilz, der die Gifte absondert	Bevorzugtes Wachstum	Bemerkungen
Aflatoxine	Aus verschiedenen Aspergillusarten (z. B. A. flavus)	Weltweites Auftreten, vor allem in gelagertem Getreide	Aflatoxine sind vor allem Lebergifte. Dadurch können Leberzirrhosen oder auch Leberzellkrebs ausgelöst werden. Tritt vor allem in Indien und einigen afrikanischen Ländern auf.
Citrinin	Aus verschiedenen Peniciliumarten (z.B. P. citrinum)	Getreide, Fleisch, Brot, Schinken	Kann eine Erkrankung der Nieren auslösen.
Luteoskyrin	Aus dem Penicilium islandicum	Reis, Mais	Penicilium islandicum färbt den Reis gelb; vermutlich ist das regelmäßige Essen von »gelbem Reis« in Ostasien die Ursache von häufigen Leberzirrhosen und Leberkrebs.
Moniliformin	Aus Fusarium moniliforme	Mais	Vermutlich besteht ein Zusammenhang zwischen dem Verzehr von verschimmeltem Mais und dem Auftreten von Speiseröhrenkrebs.
Mutterkorn-alkaloide	Aus dem Mutterkornpilz (Claviceps purpurea)	Getreide	Dadurch kam es im Mittelalter immer wieder zu Massenvergiftungen. Kopfschmerzen, Krämpfe und Absterben der Arme und Beine mit zum Teil tödlichem Ausgang sind typische Symptome. Ein besonders schwerer Verlauf kommt unter gleichzeitigem Vitamin-A-Mangel vor. Durch moderne Mahltechniken ist es heute möglich, diese Mutterkörner auszusortieren.

Giftart	Schimmelpilz, der die Gifte absondert	Bevorzugtes Wachstum	Bemerkungen
Nivalenol	Aus Fusarium nivale	Getreide, Reis	Führt zu Übelkeit und Erbrechen, bis hin zu blutigen Durchfällen.
Ochratoxin A	Aus verschiedenen Aspergillusarten (z. B. A. oohraceus)	Weizen, Mais, Reis, Erdnüsse, Gemüse	Der regelmäßige und hohe Verzehr der befallenen Lebensmittel führte in manchen Gegenden, so z. B. auf dem Balkan, zu einer Nierenerkrankung. Diese war die Ursache für eine Verhärtung des Ausscheidungsorgans (»interstitielle Fibrose«). Jeder zweite Bundesbürger hat dieses Gift im Körper. Gemessen wurden bis zu 10 Mikrogramm pro Kilogramm Körpergewicht.
Patulin	Aus verschiedenen Aspergillusarten (z. B. A. clavatus)	Apfelsaft, Fleisch, Brot, Gebäck	Schleimhautreizungen im Magen-Darm-Bereich; Übelkeit, Erbrechen, Durchfälle. Die giftige Wirkung des Patulin kann durch die Aminosäure Zystein gehemmt werden.
Sporofusariogenin	Aus Fusarium sporotrichoides	Getreide	Ursache der Kaschin-Beck-Erkrankung (= Gelenksteife); führt zu schweren Wachstumsstörungen bei Kindern mit Verkrüppelung der Arme und Beine.
Temulin	Aus Sclerotinia temulenta und anderen verwandten Schimmelpilzen	Unkraut; kann ins Erntegut gelangen	Die Beschwerden sind Verwirrung der Sinneswahrnehmung, Schlafstörungen und Abnahme der Speichelsekretion. Bei geringen Giftmengen zeigen sich oft nur Schwindel, Kopfschmerzen oder eine Beeinträchtigung des Denkvermögens.

Die Zubereitung der Nahrung

132 000 Lebensmittelvergiftungen!

Die durch den Menschen in Lebensmittel eingebrachten Gifte, meist aufgrund mangelnder Hygiene, sind in Deutschland die häufigste Ursache von Lebensmittelvergiftungen.

Die Zahlen der Lebensmittelvergiftungen sind im Steigen: So wurden in den alten Bundesländern im Jahr 1980 fast 50000 Salmonellenerkrankungen registriert, im Jahr 1991 waren es mit 132000 Fällen fast dreimal so viele. Es starben 75 (1980) bzw. 116 Personen (1991) daran. Meist handelte es sich dabei um Menschen mit geschwächter Immunabwehr.

Experten gehen von einer hohen Dunkelziffer aus. Schätzungen zufolge ist die tatsächliche Erkrankungsrate etwa zehnmal höher, dürfte Sie also bereits die Millionengrenze erreicht haben.

Salmonellen in der Kantine

In Deutschland ist es verboten, daß Personen, die bereits an Salmonellose erkrankt waren und sogenannte Dauerausscheider geblieben sind, in Restaurants oder anderen lebensmittelverarbeitenden Betrieben beschäftigt werden. Doch immer wieder entdecken die amtlichen Kontrolleure Verstöße gegen dieses wichtige Verbot. Kritisch ist es ebenfalls, wenn Küchenpersonal ohne Verbandsschutz mit eitrigen Wunden arbeitet.

Immerhin ist heute schon jeder zweite Arbeitnehmer in Deutschland unter der Woche darauf angewiesen, sein Mittag- oder Abendessen außer Haus einzunehmen.

Schon jeder zweite Arbeitnehmer in Deutschland ist an Wochentagen auf die Kantinenverpflegung angewiesen. Daher wird es immer wichtiger, daß die hygienischen Bedingungen in diesen Küchen peinlichst kontrolliert werden.

Sind Kantinen wirklich hygienisch?

Kaum jemand hat die Möglichkeit, die hygienischen Verhältnisse in Kantinen und dergleichen zu begutachten. Der Mensch ist auf die sorgfältige Arbeit der Kontrolleure angewiesen, die letztlich den gesamten Prozeß der Nahrungsmittelherstellung – vom Acker bzw. Stall bis zum fertigen Menü – zu überwachen haben. Bei jedem Ver- bzw. Bearbeitungsschritt sind Verunreinigungen möglich. Deshalb hat jeder, der in diesem Prozeß arbeitet, eine hohe Verantwortung für die Gesundheit von uns allen.

Bakterielle Verunreinigung bei der Nahrungszubereitung

Bakterien produzieren – ebenso wie die Schimmelpilze – Gifte. Diese können bei Menschen zu schweren Erkrankungen führen. Wenn bestimmte Bakterien durch die Nahrung aufgenommen werden, dann reicht die Magensäure manchmal nicht aus, diese Bakterien abzutöten. Der Mensch erkrankt.

Staphylokokken – Eiter im Essen

Die Spitze der Lebensmittelvergiftungen wird von den Staphylokokken angeführt. Meist gelangen die Erreger aus eiternden Wunden in die Nahrungsmittel, wo sie sich unter bestimmten Gegebenheiten – stundenlanges Stehenlassen der Speise im Warmen wie z. B. beim Kartoffelsalat – schnell vermehren.

Lebensmittel sind empfindlicher als weithin angenommen: Lassen Sie Ihren Kartoffelsalat nie ungekühlt stehen, sonst vermehren sich mit hoher Wahrscheinlichkeit Staphylokokken. Diese verursachen Brechdurchfälle.

Folgen der Staphylokokken

Wenn Sie mit Staphylokokken verunreinigte Nahrung gegessen haben, können die Folgen sein:

- Übelkeit
- Schwere Brechdurchfälle ein bis sechs Stunden nach dem Verzehr.

Salmonellen

Bakterien aus der Salmonellengruppe führen erst deutlich später, etwa sechs bis zwölf Stunden, nach dem Essen zu Beschwerden. Sie erzeugen starkes Fieber, das den Brechdurchfall begleitet. Manchmal können mehrere Tage vergehen, bis sich Symptome – oft in Form von Fieber – zeigen.

Salmonellen gelangen meist über sogenannte Dauerausscheider ins Essen oder haften noch an geschlachteten, mit Salmonellen infizierten Tieren. Tieffrieren tötet die Erreger nicht ab. Bei ungenügendem Erhitzen können ebenfalls genug Salmonellen überleben, um beim Menschen Krankheitssymptome auszulösen.

Fischkonserven und Dosen

Dosen mit ausgebeulten Deckeln oder Glaskonserven, an denen der Deckel nicht hält, sollten Sie unbedingt wegwerfen! Hier kann sich der Erreger Clostridium botulinum bilden, der zu Botulismus und damit sogar zum Tode führen kann!

Verdorbene Fischkonserven oder Käse können mit dem Lactobacillus casei befallen sein. Diese Bakterien wandeln das reichlich im Eiweiß enthaltene Histidin zu dem Gewebshormon Histamin um. Personen, die unter Allergien leiden, wissen um die Wirkungen dieses Stoffes, der den Blutdruck senkt, die kleinen Bronchienäste verengt und Wasseransammlungen im Gewebe hervorruft. Bereits eine Stunde nach dem Verzehr können sich erste Symptome in Form von starken Bauchschmerzen, Übelkeit und Schwindel, durch den Blutdruckabfall, äußern.

Wenn das Fleisch nicht sauber ist ...

Nahrungsmittel – wie z. B. rohes Hackfleisch oder medium gegrillte Steaks – können auch mit Listerien infiziert sein. Sie sind in der Umwelt weit verbreitet, im Boden, im Wasser und im Silofutter, so daß eine Verunreinigung von Lebensmitteln durchaus vorkommen kann. Dieser besonders gefährliche Erreger kann bei geschwächten Personen zu Hirnhautentzündung führen. Schwangere, die damit verunreinigte Lebensmittel verzehren, laufen Gefahr, daß das ungeborene Kind schweren Schaden erleidet oder sogar stirbt.

... oder sich die Dose beult

Der mit Abstand gefährlichste, jedoch seltene Erregerstamm ist das Clostridium botulinum. Er entwickelt sich vor allem in Konservendosen, die nicht ausreichend sterilisiert wurden. Dabei kann alles befallen werden, was Hausfrauen gerne einkochen: Fleisch, Fisch, Gemüse und Obst.
Erkennbar ist eine Verunreinigung an den geblähten Deckeln der Blechkonserven bzw. an Glaskonserven, deren Deckel nicht halten. Bei Schraubverschlüssen entweicht Gas beim Öffnen.

Die Vergiftungszeichen treten nach ca. acht bis zwölf Stunden mit Übelkeit, Kopfschmerzen und sogar Lähmungserscheinungen auf. Typisch für diese Art der Vergiftung ist das Doppeltsehen, wodurch der Arzt oft sehr schnell die Diagnose stellen kann: Diese Erkrankung wird Botulismus genannt. Sie erfordert die sofortige Einweisung ins Krankenhaus, da sie tödlich verlaufen kann.

Achtung beim Einkochen!

In Deutschland werden pro Jahr ca. 30 Fälle von Botulismus gemeldet. Ursache ist meist die unsachgemäße Konservierung von Lebensmitteln im Haushalt. Beim Konservieren sollten Sie sich genau an die Vorschriften halten: zweimalige Sterilisation im Abstand von zwei Tagen; im Dampfdruckkochtopf genügt es einmal.

Die bekannten Kolibakterien

Urlaubsreisende in Länder mit schlechten hygienischen Bedingungen setzen sich oft der Gefahr aus, sich mit den »einheimischen« Kolibakterien (Escherichia coli) zu infizieren. Entscheidend ist bei erfolgter Infektion zunächst, den Salzverlust durch die massiven Durchfälle auszugleichen.

Praktische Elektrolytmischung

Nehmen Sie sich deshalb vorsichtshalber eine Elektrolytmischung mit, die Ihnen ihr Apotheker zubereiten kann. Eine Elektrolytmischung besteht aus (das Rezept ist für einen Liter Wasser berechnet):

- 3,5 Gramm Kochsalz
- 1,5 Gramm Kaliumchlorid
- 2,9 Gramm Trinatriumcitratdihydrat
- 20 Gramm Glukose.

Diese Elektrolytmischung füllen Sie am Urlaubsort mit einem Liter sauberem, abgekochtem Wasser auf und trinken es über den Tag verteilt. Es ist zu empfehlen, sich davon fünf bis zehn Portionen (für je einen Liter Wasser) abfüllen zu lassen.

Wenn Sie zu oft Fritiertes essen, z.B. Pommes frites, paniertes Schnitzel oder anderes Fettgebackenes, dann rauben Sie Ihrem Körper sehr viel Vitamin E, das er zum Abbau der Schadstoffe der Fette benötigt. Sorgen Sie für den notwendigen Ausgleich.

Erhitzen von Fett

Bei stark erhitzten Fetten, wie dies z.B. beim Fritieren der Fall ist, bilden sich sogenannte Hydroperoxide der Fette. Steigt die Temperatur im Fett über 180 °C an, so beschleunigt dies die Bildung der Zersetzungsprodukte. Darin fritierte Lebensmittel nehmen diese hochreaktiven Stoffe an. Der Körper muß diese neutralisieren. Dazu verbraucht er vor allem Enzyme mit Schwefel-Wasserstoff-Gruppen (z.B. Glutathion-Peroxidase, ein selenhaltiges Enzym, sowie Vitamin E). Speisen, die mit überhitzten Fetten zubereitet wurden, erhöhen deshalb auch den Bedarf an Vitamin E.

Wenn Sie Speiseöle mit mehrfach ungesättigten Fettsäuren, z.B. Olivenöl, verwenden, dann haben Sie weniger gesundheitliche Risiken. Der Grund: Solche Öle enthalten mehr Vitamin E.

Öl ist nicht gleich Öl

Natürlicherweise enthalten Öle, die reich an ungesättigten Fettsäuren sind, genügend Vitamin E, um die Bildung der Hydroperoxide zu hemmen. Ungesättigte Fettsäuren kommen z.B. im Sonnenblumenöl, im Maiskeimöl, im Leinöl und auch im Olivenöl vor. Erhitzen (30 Minuten bei 200 °C) und zu langes Lagern vermindern den Gehalt an Vitamin E. Deshalb sollten Sie sich eher selten von fritierten Speisen ernähren, wenn das Öl des öfteren verwendet wird.

Bräunen von Zucker

Um Zucker zu karamelisieren, muß er stark erhitzt werden. Dabei entstehen dunkle Reaktionsprodukte, die oft als Farbstoffe Verwendung finden, so z.B. in Cola-Getränken. Ob braune Zuckercouleur (zum Braunfärben von Bratensaucen verwendet) unschädlich ist, kann noch nicht mit ausreichender Sicherheit gesagt werden. Eine Bräunungsreaktion kommt auch beim Erhitzen der Milch vor, wobei in diesem Fall der Milchzucker mit den Aminosäuren (= Eiweißbestandteile), die in der Milch reichlich enthalten sind, reagiert.

Die Zerstörung der Milch

Dabei wird vor allem die Aminosäure Lysin blockiert. Dies vermindert den Gesamtwert des Eiweißes, der im wesentlichen durch den Gehalt an verschiedenen Aminosäuren bestimmt wird. Eine lang dauernde und starke Erhitzung der Milch ist deshalb zu vermeiden.

Räuchern und Grillen

Grillen gehört zu den beliebtesten Freizeitbeschäftigungen in den warmen Sommermonaten. Doch ist diese Form der Nahrungszubereitung kritisch zu sehen. Wenn Fett ins Feuer tropft und dort verbrennt, entstehen polyzyklische Kohlenwasserstoffe, die verdampfen und sich auf dem Fleisch ablagern. Sie bilden sich auch an der Oberfläche von Fleisch und Fisch, an den Stellen, wo Fett enthalten ist. Wenn Sie daher einen Grill mit Seiten- oder Oberhitze verwenden, dann ist das Problem gelöst.
Benzpyren ist der Kohlenwasserstoff, der am meisten krebsfördernd wirken kann. Auch Räuchern führt zur Bildung dieser Art von gesundheitsschädigenden Substanzen.

Wenn der eigene Gartenboden zum Problem wird

Da Benzpyren sowohl im Boden wie in der Luft vorkommt, kann es von Pflanzen aufgenommen werden, die dann zum Teil höhere Benzpyrenmengen aufweisen können, wie gegrillte Nahrungsmittel. Dies ist vor allem in Industriegebieten der Fall, in ländlichen Gegenden hingegen kaum. Hobbygärtnern in stark belasteten Industriegebieten, z. B. neben einer Müllverbrennungsanlage, ist deshalb zu raten, sich mehr auf das Züchten von Blumen als auf den eigenen Gemüseanbau zu konzentrieren.

Wenn Ihr Garten in unmittelbarer Nähe einer Müllverbrennungsanlage, einer Sondermülldeponie oder in einem ähnlich stark belasteten Gebiet liegt, dann sollten Sie Ihren Gemüseanbau noch mal überdenken. Vielleicht konzentrieren Sie sich lieber auf Blumen?

Gefäße mit Zink und Aluminium

Manchmal werden noch zinkhaltige Gefäße für die Aufbewahrung von Lebensmitteln verwendet. In den Nahrungsmitteln sind Säuren enthalten, die zur Bildung von Zinksalzen führen, die sich leicht herauslösen lassen. Dabei kann eine Konzentration im Nahrungsmittel entstehen, die der tausendfachen, pro Tag vom Körper benötigten Menge entspricht. Dies kann zu Erbrechen führen. Schleimhautschäden treten dabei jedoch nicht auf.

Wasser aus schwermetallhaltigen Rohren

Bleirohre, die bis 1935 in Häuser und Wohnungen eingebaut wurden, können noch erhebliche Mengen des Metalls ins Trinkwasser abgeben. Langes Stehen des Wassers in den Rohren begünstigt den Übertritt des Metalls. Blei ist ausgesprochen giftig, vor allem für Kinder. Sie resorbieren das Blei aus der Nahrung zu 50 Prozent, Erwachsene jedoch nur zu fünf bis zehn Prozent. Dieses Metall stört vor allem die Entwicklung des kindlichen Gehirns.

Blei schadet der Entwicklung des Embryos

Die embryonale Hirnentwicklung kann durch eine hohe Bleibelastung der Mutter gestört werden. Frauen, die einseitige Diäten zur Gewichtsreduktion durchführen, laufen Gefahr, das Blei besonders stark zu resorbieren, vor allem wenn wenig Kalzium, Phosphat, Vitamin D, Zink und Eisen in der Nahrung sind.
Nun brauchen Sie nicht gleich alle Rohrleitungen in Ihrer Wohnung erneuern zu lassen: Es genügt, wenn Sie morgens das Wasser einige Minuten laufen lassen.

Nebenstehende Checkliste gibt Ihnen Informationen und Tips zur richtigen und gesunden Lebensmittelzubereitung.

Checkliste: Nahrungsmittelzubereitung

In dieser Checkliste finden Sie die häufigsten Fehler bei der Zubereitung von Nahrungsmitteln sowie zahlreiche Tips, wie Sie sich richtig verhalten.

- Schwangere sollten kein rohes Fleisch essen. Verzichten Sie darauf und ebenso auf rohe Milch und Rohmilchkäse.
- Gleiches gilt auch für Personen, die eine geschwächte Immunabwehr haben.
- Konserven mit gewölbtem Deckel sollten Sie wegwerfen! Ebenso Glaskonserven, aus denen beim Öffnen Gas entweicht.
- Beim Einkochen von Lebensmitteln sollten Sie streng nach Vorschrift verfahren.
- Bei starken Durchfällen muß auf jeden Fall der Arzt konsultiert werden, da der Wasser- und Elektrolythaushalt bereits nach 24 Stunden schwer gestört sein kann. Dies ist vor allem bei Kindern und älteren Personen der Fall.
- Nehmen Sie sich bei Reisen in Länder, deren Bakterien für Europäer gefährlich werden können, sicherheitshalber eine Elektrolytmischung mit.
- Nahrungsmittel und insbesondere Fett sollten nicht über 200 °C erhitzt werden.
- Fritierte Lebensmittel sollten Sie nicht zu oft essen.
- Nahrungsmittel, die karamelisierte Produkte enthalten (z.B. Cola-Getränke), gehören nur ab und zu auf den Tisch. Bieten Sie als Alternative zum Cola doch leckere Fruchtsäfte an.
- Fettes Fleisch sollten Sie nur in Alufolie grillen, damit das Fett nicht in die Glut tropft.
- Verbrannte Stellen im Fleisch wegschneiden.
- Lebensmittel dürfen nicht in zinkhaltigen Gefäßen aufbewahrt werden.
- In Häusern mit alten Wasserleitungen aus Blei sollten Sie das Wasser morgens einige Minuten laufen lassen, um die gelösten Metalle wegzuspülen. Bei neuen Kupferrohren ist dies nicht notwendig.

Bestrahlte Lebensmittel

Bestrahlung – in Deutschland verboten

Lebensmittel dürfen in Deutschland zur Haltbarmachung nicht bestrahlt werden. Andere Länder in der EU erlauben es hingegen, so daß der Verbraucher heute bei vielen Waren nicht weiß, ob sie durch Bestrahlung konserviert wurden. Problematisch ist vor allem, daß die Vitamine E, B1, C und K zerstört werden. Die Versorgung mit diesen Vitaminen ist dann nicht mehr gewährleistet.

In Deutschland ist das Bestrahlen von Lebensmitteln nicht erlaubt, denn es zerstört die Vitamine und ist gesundheitsgefährdend. In anderen EU-Ländern ist diese Konservierungsmethode jedoch erlaubt.

Strahlung verändert die Moleküle

Darüber hinaus können durch die Strahlung völlig veränderte Moleküle entstehen. Man weiß daher nicht sicher, ob bestrahlte Lebensmittel für den Menschen ungefährlich sind. Immerhin konnte experimentell eine Veränderung der Erbsubstanz im sogenannten Ames-Test bei bestrahltem Tierfutter nachgewiesen werden. Dieser Test muß zum Beweis der Sicherheit von Arzneimitteln heute standardmäßig durchgeführt werden. Bei frisch bestrahlten Lebensmitteln ist das Risiko am höchsten. Für die Zerstörung bestimmter Keime und deren Sporen – z. B. des gefährlichen Keims Clostridium botulinum – sind höhere Strahlendosen als meist verwendet nötig. Die Folge: Diese gefährlichen Keime vermehren sich, ohne jedoch die typischen Zeichen des Befalls zu zeigen, da alle anderen Keime wie Schimmel abgetötet werden.

Schäden durch die Bestrahlung

- Bestrahlung von Lebensmitteln zerstört vor allem Vitamine (besonders die Vitamine B1, C, E und K).
- Gefährliche Lebensmittelkeime werden durch die üblichen Strahlendosen nicht abgetötet und vermehren sich weiter, ohne jedoch die typischen Zeichen des Zerfalls zu entwickeln.
- Vom Verzehr frisch bestrahlter Lebensmittel muß dringend abgeraten werden. Experimentell läßt sich dadurch eine Veränderung der Erbsubstanz auslösen.
- In Deutschland ist diese Art der Lebensmittelkonservierung verboten, andere EU-Länder erlauben sie hingegen.

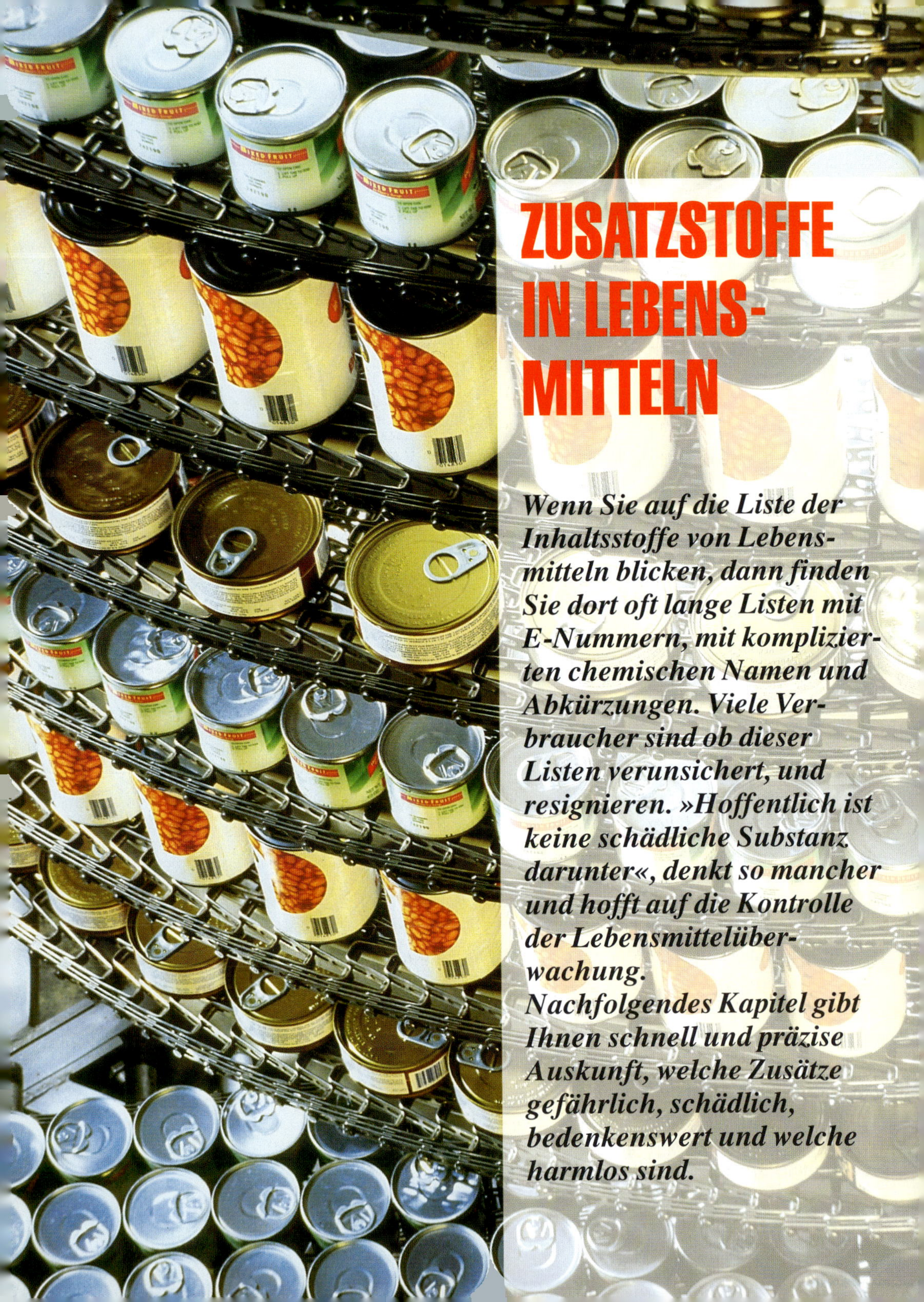

ZUSATZSTOFFE IN LEBENSMITTELN

Wenn Sie auf die Liste der Inhaltsstoffe von Lebensmitteln blicken, dann finden Sie dort oft lange Listen mit E-Nummern, mit komplizierten chemischen Namen und Abkürzungen. Viele Verbraucher sind ob dieser Listen verunsichert, und resignieren. »Hoffentlich ist keine schädliche Substanz darunter«, denkt so mancher und hofft auf die Kontrolle der Lebensmittelüberwachung.
Nachfolgendes Kapitel gibt Ihnen schnell und präzise Auskunft, welche Zusätze gefährlich, schädlich, bedenkenswert und welche harmlos sind.

Lebensmittelzusätze

Auf der Positivliste steht's

Der Gesetzgeber regelt den Zusatz von »fremden Stoffen« zu Lebensmitteln in einer »Positivliste«. D. h, es dürfen nur solche Substanzen verwendet werden, die dort aufgeführt sind.

Hunderte von E-Nummern überfordern viele

Die Deklarationspflicht des Herstellers soll dem Verbraucher eine Hilfe bei der Zusammenstellung seiner Nahrung sein. Leider überfordern jedoch Abkürzungen wie z.B. E180 oder komplizierte chemische Stoffbezeichnungen den Konsumenten, so daß mehr Unsicherheit als Sicherheit entsteht. Im Zweifelsfall hört der Verbraucher auf, sich die Aufzählungen durchzulesen, und hofft insgeheim, daß seine Gesundheit keinen Schaden nimmt.

Hunderte von Zusatzstoffen werden den Lebensmitteln beigefügt. Die lange Liste umfaßt Farbstoffe, Geschmacksverstärker, Emulgatoren, Verdickungs- und Geliermittel sowie Konservierungsstoffe. Bei so vielen Zusätzen ist es kein Wunder, daß empfindliche Personen nicht alle vertragen können.

Liste der Zusatzstoffgruppen

Lebensmittel können auf unterschiedlichste Art und Weise mittels Zusatzstoffen verarbeitet werden. Die Liste der Zusatzstoffgruppen ist bereits lang:

- Farbstoffe
- Geschmacksverstärker
- Emulgatoren
- Verdickungs- und Geliermittel
- Konservierungsstoffe.

Wenn die Zusätze überhandnehmen

All diese Zusatzstoffe sollen die Nahrung appetitlicher, schmackhafter, haltbarer und zeitsparend in der Verarbeitung machen. Diese Hilfsstoffe sind weit verbreitet und werden regelmäßig verzehrt. So bleibt es nicht aus, daß empfindliche Personen anfangen, allergische bzw. Unverträglichkeitsreaktionen zu entwickeln. Bemühungen der Lebensmittelproduzenten lassen hoffen, daß es in Zukunft gelingt, mit weniger Zusatzstoffen auszukommen. Der Druck seitens der Verbraucher nimmt jedenfalls zu. Dabei darf aber die Haltbarmachung der Lebensmittel nicht in Frage gestellt werden.

Lebensmittelfarbstoffe

Farben sind überall

Auch wenn Sie sich noch so gesundheitsbewußt ernähren, haben Sie kaum eine Chance, Lebensmittelfarbstoffen auszuweichen. Das liegt schlicht und einfach daran, daß auch die Natur großzügig mit Farbstoffen umgeht. Ein Blick ins Obstregal im Supermarkt reicht aus, um das zu erkennen. Nicht nur, daß die verschiedenen Früchte z.T. abenteuerliche Farbtöne aufweisen, im Verlauf des Reifungsprozesses verändern sich diese auch noch meist ganz erheblich. Eine durchaus sinnvolle Einrichtung der Natur, um Einfluß auf unsere Ernährungsgewohnheiten zu nehmen: Man braucht in die grüne Tomate nicht erst hineinzubeißen, um zu merken, daß sie noch nicht reif und damit für den Verzehr ungeeignet ist.

Viele dieser natürlichen Farbstoffe wurden in den letzten Jahrzehnten chemisch bestimmt, isoliert, mit standardisierten Bezeichnungen versehen und durch eine ganze Reihe synthetischer Mittel ergänzt.

Nur Ablehnung der Farbstoffe in Lebensmitteln reicht nicht aus, denn wollen Sie nicht auch leckeres, appetitlich aussehendes Essen? Wichtiger ist hingegen, die Risiken der einzelnen Farbstoffe zu kennen und abzuwägen.

Wußten Sie z.B., daß Sie mit einer roten Paprikaschote das als Lebensmittelfarbstoff E 160c erlaubte Capsanthin zu sich nehmen? Wenn Sie hingegen grüne Erbsen aus der Dose essen, dann kann es sein, daß Sie mit den Erbsen Brillantsäuregrün, einen synthetischen Azofarbstoff mit der Bezeichnung E 142, ihrem Körper zuführen.

Was gilt als Lebensmittelfarbstoff?

Natürliche und künstliche Färbemittel

Viele Nutzpflanzen enthalten natürlicherweise Farbstoffe, die durch bestimmte Verarbeitungstechniken herausgelöst werden und dann als Färbemittel für andere Lebensmittel verwendet werden dürfen. Umgekehrt wird auch beim Haltbarmachen von Nahrungsmitteln auf Farbstoffe zurückgegriffen, die künstlich hergestellt werden und eine nicht mehr vorhandene Frische vortäuschen sollen.

Abwägung ist besser als Ablehnung

Eine unkritische generelle Ablehnung von Farbstoffzusätzen wird der Sache nicht gerecht. Vielmehr sollte zwischen gut und schlecht unterschieden werden.

Die Ästhetik, d.h. das appetitliche Aussehen der Lebensmittel hat einen beträchtlichen Einfluß auf die Bekömmlichkeit. Genußversprechendes Äußeres regt die Magensaftsekretion und damit die Verdauung an. Die Verwendung von Lebensmittelfarbstoffen – sofern sie bestimmten Qualitätsanforderungen entsprechen – kann deshalb durchaus für die Verdauung von Nutzen sein.

Farbstoffe im Mittelalter

Die Verwendung von Pigmentfarbstoffen war auch schon im Mittelalter bekannt, wobei mangels Wissen um deren Schädlichkeit auch Vergiftungen mit Todesfolge aufgetreten sind. Dies führte teilweise zum Verbot derartiger Substanzen, zu denen auch Blei, Quecksilber und Arsen gehörten.

Vorschriften für Lebensmittelfarbstoffe

Die Verwendung von Lebensmittelfarbstoffen regelt heute die Zusatzstoff-Verkehrsordnung vom 10. Juli 1984. Die mit E-Nummern von E 100 bis E 180 bezeichneten Farbstoffe sind teils natürlichen und teils synthetischen Ursprungs.

Mehr und mehr werden Naturfarbstoffe bei Lebensmitteln eingesetzt. Dabei ist aber eine ständige Kontrolle wichtig, denn natürliche Farbstoffe sind in ihrer chemischen Zusammensetzung veränderlich.

Da beständige Beobachtungen zu Neubewertungen eines Farbstoffes führen können und gleichzeitig auch bessere gefunden werden, wird diese Liste regelmäßig dem aktuellen Stand des Wissens angepaßt. Diese Sorgfaltspflicht gilt auch für die in Pflanzen vorkommenden Farbstoffe, welche oft in ihrer Zusammensetzung chemisch nicht einheitlich und deshalb auch schwierig zu bewerten sind.
Die Pflanze kann in ihrer Ganzheit andere Reaktionen auslösen als ein Extrakt bestimmter Stoffe. Schädliche Wirkungen eines Extrakts können manchmal durch gegensinnig wirkende andere Stoffe in der Pflanze ausgeglichen werden.

Aktuelle Daten bei Lebensmittelfarben

Derzeit ist eine zunehmende Tendenz für den steigenden Einsatz von Naturfarbstoffen wie Anthozyane (E 163), Betanin (E 162) und Kurkumin (E 100) zu beobachten. Die Verwendung des sehr häufig eingesetzten synthetischen Azofarbstoffes Tartrazin (E 102) ist dagegen rückläufig, da es mehr und mehr allergische Reaktionen gibt.

Schätzungen gehen von ca. drei Prozent der Bevölkerung aus, die davon betroffen sind.
Als Einlagerungen in der Netzhaut des Auges beobachtet wurden, hat man die erlaubte Menge von Kanthaxanthin (E 161g) um den Faktor 500 nach unten korrigiert. D. h., dieser Farbstoff darf jetzt nur noch in einer Menge verwendet werden, die dem 500sten Teil der ehemals erlaubten Menge entspricht. Kanthaxanthin wurde in Bräunungstabletten verwendet.

Am häufigsten ist Ammoniak-Karamel (E 150c)

Das am weitesten verbreitete Färbungsmittel ist Ammoniak-Karamel (E 150c). Dies gilt auch für Ammon-Sulfit-Karamel (E 150d), das zur Färbung von Cola verwendet wird. Erlaubte Farben: E 100 bis E 180.

Überblick zu den Lebensmittelfarbstoffen

Nebenstehende Checkliste gibt Ihnen Informationen und praktische Tips für den Umgang mit Lebensmittelfarbstoffen. Auf den Tabellen der nachfolgenden Seiten finden Sie alle Lebensmittelfarbstoffe der Nummern E 100 bis E 180 einzeln aufgelistet und kommentiert.

- Etwa drei Prozent der Bevölkerung in Deutschland haben eine Allergie gegen Lebensmittelfarbstoffe.
- Meiden Sie Lebensmittel, die mit künstlichen Farbstoffen zubereitet wurden, oder schränken Sie den Verzehr ein.
- Bei Reaktionen wie Hautausschlägen, Hautjucken, Erbrechen, Bauchschmerzen und Blutdruckabfall, die einige Stunden nach dem Essen von gefärbten Lebensmitteln auftreten, sollten Sie an Unverträglichkeit der Farbstoffe denken.
- In seltenen Fällen können die Beschwerden sogar erst ein bis zwei Tage später auftreten.
- Vergessen Sie nicht, bei Verdacht auf eine Farbstoffunverträglichkeit auch Ihre Medikamente – gefärbte Kapseln, gefärbte Brausetabletten usw. – auf Farbstoffe hin zu kontrollieren. Im Zweifelsfalle fragen Sie Ihren Arzt oder Apotheker.
- Bei Allergie auf Farbstoffe sollten Sie sehr genau auf die Zusammensetzung Ihrer Lebensmittel achten.
- Am besten ist es bei Allergien, wenn Sie einige Monate ganz auf Fertignahrung und Süßigkeiten verzichten.
- Überaktive Kinder sollten keine Nahrungsmittel mit synthetischen Farbstoffen erhalten, also keine Colagetränke, Limonade oder Gummibärchen mit Farbe.

Natürliche Farbstoffe	Farbe	Verwendung in	Bemerkungen
E 100 **Kurkumin** Extrakt aus der Kurkumawurzel	Orangegelb	Margarine, Schmelzkäse, Currypulver	Begrenzte Höchstmengen für bestimmte Lebensmittel.
E 101 **Riboflavin** (Vitamin B2) aus Bierhefe gewonnen	Orangegelb	Schmelzkäse	Für Lebensmittel nahezu uneingeschränkt; Mengenbegrenzung: Gerade soviel, um einen gewünschten Zweck zu erreichen.
E 120 **Echtes Karminrot** aus Eiern und Schildläusen gewonnen	Rot	Bittersoda, Frühstückserzeugnissen	Wird kaum noch verwendet, da sehr teuer.
E 140 **Chlorophylle a + b** aus Pflanzen	Grün	Fetten, Ölen, allen grünen Gemüsesorten, die in Flüssigkeit konserviert werden	Für Lebensmittel nahezu uneingeschränkt; Mengenbegrenzung: Gerade soviel, um einen gewünschten Zweck zu erreichen.
E 160a **Alpha-Karotin** **Beta-Karotin** **Gamma-Karotin** aus Möhren und sonstigem karotinhaltigem Gemüse	Orangegelb	Margarine, Butter, fertigen Kuchenmischungen	Für Lebensmittel nahezu uneingeschränkt; Mengenbegrenzung: Gerade soviel, um einen gewünschten Zweck zu erreichen.
E 160b **Bixin, Norbixin** aus dem Samen des tropischen Annattobaumes	Gelbpfirsichfarben	Margarine, Butter, Cheshirekäse, Bratöl, Puddingmischungen	Begrenzte Höchstmengen für bestimmte Lebensmittel.
E 160c **Paprika-Oleoresine** aus der roten Paprikaschote	Orangerot	Schmelzkäse	Für Lebensmittel nahezu uneingeschränkt; Mengenbegrenzung: Gerade soviel, um einen gewünschten Zweck zu erreichen.

Natürliche Farbstoffe	Farbe	Verwendung in	Bemerkungen
E 160d **Lykopin** Karotinoid aus der Tomate	Rot	Frucht-zubereitungen, Marmeladen	Begrenzte Höchstmengen für bestimmte Lebensmittel.
E 161b **Lutein** ein Karotinoid aus Pflanzen	Gelblichrot	Frucht-zubereitungen, Marmeladen	Begrenzte Höchstmengen für bestimmte Lebensmittel.
E 161g **Kanthaxanthin** aus Pflanzen, Pilzen und Flamingo-federn	Orangerot	»Saucis de Straßbourg«	Eng begrenzte Mengen, nur für »Straßburger Würstchen«.
E 162 **Betenrot, Betanin** aus der roten Rübe extrahiert	Purpurrot	Ochsenschwanz-suppe	Für Lebensmittel nahezu uneinge-schränkt; Mengenbegrenzung: Gerade soviel, um einen gewünsch-ten Zweck zu erreichen.
E 163 **Anthozyane** pflanzliche Pigmen-te (aus Erbsen, Himbeeren, Brom-beeren usw.)	Rot (E 163a) Blau (E 163b) Purpurrot (E 163c) Braun (E 163d) Dunkelrot (E 163e) Dunkelrot (E 163f)	Frühstücks-erzeugnissen	Für Lebensmittel nahezu uneinge-schränkt; Mengenbegrenzung: Gerade soviel, um einen gewünsch-ten Zweck zu erreichen.
E 170 **Kalziumkarbonat** (Kalk) natürlich vorkommendes Material	Weiß	Oberflächenfarbe für Lebensmittel, Brot, Biskuits, Kuchen, Eiscreme, Vitamin-tabletten	Für Lebensmittel nahezu uneinge-schränkt; Mengenbegrenzung: Gerade soviel, um einen gewünsch-ten Zweck zu erreichen.
E 171 **Titandioxid** aus dem natürlich vorkommenden Mineral Ilmenit hergestellt	Weiß	Hüttenkäse, Meer-rettichsoße	Für Lebensmittel nahezu uneinge-schränkt; Mengenbegrenzungen: Gerade soviel, um einen gewünsch-ten Zweck zu erreichen.

Natürliche Farbstoffe	Farbe	Verwendung in	Bemerkungen
E172 **Eisenoxide** natürlich vorkommende Pigmente	Braun, rot, gelb, schwarz	Fertige Dessert- und Kuchenmischungen, Lachs- und Krabbenpaste	Für Lebensmittel nahezu uneingeschränkt; Mengenbegrenzung: Gerade soviel, um einen gewünschten Zweck zu erreichen.
E174 **Silber** natürlich vorkommendes Metall	Metallische Farbe	Verzierung von Konfekt	Für wenige Lebensmittel erlaubt; regelmäßiger Verzehr führt zu einer ungefährlichen blaugrauen Hautfärbung.
E175 **Gold** natürlich vorkommendes Metall	Metallische Farbe	Verzierung von Konfekt	Für wenige Lebensmittel erlaubt.
Synthetische Farbstoffe			
E102 **Tartrazin** synthetischer Azofarbstoff	Gelb	Geräuchertem Kabeljau, geräuchertem Schellfisch, Käserinde, Zitronensaft, fertigem Dessertguß, Dosenerbsen, Salatsaucen, Kuchenmischungen, Marzipan, Kaugummi, Sprudelgetränken, Minzsauce, Speiseeis	Sehr häufig verwendeter Farbstoff! Empfindliche Personen können mit allergieähnlichen Erscheinungen reagieren: Hautausschlag, Purpurflecke auf der Haut, Heufieber, Atemschwierigkeiten, verschwommenes Sehen; ca. 3% der Bevölkerung sind auf Tartrazin allergisch. Pro Tag sollen nicht mehr als 7,5 mg/kg Körpergewicht zugeführt werden.
E104 **Chinolingelb** Kohlenteerfarbe	Gelblich-grünlich	Räucherfisch	Begrenzte Höchstmengen für bestimmte Lebensmittel.
E110 **Gelborange S** synthetischer Azofarbstoff	Gelb	Schokoladenmixgetränken, Joghurtcremes, Biskuits, fertigem Paniermehl, Orangensaft, Marzipan, Aprikosenmarmelade	Azofarben wie E110 können allergische Reaktionen auslösen: Hautausschlag, Nesselsucht, Magenverstimmung und Erbrechen; pro Tag sollen nicht mehr als 2,5 mg/kg Körpergewicht aufgenommen werden.

Synthetische Farbstoffe	Farbe	Verwendung in	Bemerkungen
E 122 **Azorubin** synthetischer Azofarbstoff	Rot	Fertigsuppen, fertiges Paniermehl, Käsekuchenmischung, Biskuitrolle, Puddingmischungen, Marzipan	Kann bei Personen mit Aspirinallergie Hautausschläge und Wasseransammlung im Gewebe auslösen.
E 123 **Amaranth** synthetischer Azofarbstoff	Rot	Fertigsuppen, Kuchenmischungen, Kleingebäck, Saucen in Trockenform	Allergische Reaktionen wie bei den übrigen Azofarbstoffen möglich, vor allem, wenn bereits eine Allergie auf Aspirin bzw. auf die darin enthaltene Azetylsalizylsäure vorliegt; es sollen nicht mehr als 0,75 mg/kg Körpergewicht pro Tag aufgenommen werden (d. h. 52,5 mg bei einer 70 kg schweren Person).
E 124 **Cochenillerot** synthetischer Azofarbstoff	Rot	Kuchenmischungen, Kleingebäck	Allergische Reaktionen wie bei den übrigen Azofarbstoffen möglich.
E 127 **Erythrosin** synthetischer Azofarbstoff	Rot	Erdbeeren in Dosen, glasierte Kirschen, Kleingebäckmischungen, Biskuits, Puddingmischungen	Eng begrenzte Mengen, nur für wenige Lebensmittel erlaubt. Allergische Reaktionen möglich.
E 128 **Rot 2G** synthetischer Azofarbstoff	Rot	Nur für (britische) getreidehaltige Wurstwaren	Eng begrenzte Mengen, nur für wenige Lebensmittel erlaubt. Allergische Reaktionen möglich.
E 129 **Allurarot AC** synthetischer Azofarbstoff	Rot	Hackfleischfertiggerichten, Bittersoda	Kann E 123 Amaranth ersetzen. Allergische Reaktionen möglich.

Synthetische Farbstoffe	Farbe	Verwendung in	Bemerkungen
E 131 **Patentblau** synthetischer Azofarbstoff	Blauviolett	Fertiggerichten aus Fleisch und Eiern	Es können innerhalb weniger Minuten allergische Reaktionen auftreten: Hautausschläge, Jucken bis hin zu niedrigem Blutdruck, Atemschwierigkeiten und Ohnmacht.
E 133 **Brillantblau** Triphenylmethanfarbstoff	Blau, in Verbindung mit Tartrazin: Gelb	Erbsen in Dosen	Nebenwirkungen wie oben; ähnlich dem E 131 Patentblau.
E 142 **Brillantsäuregrün** synthetischer Azofarbstoff	Grün	Kuchenmischungen, Erbsen in Dosen, fertigem Paniermehl, Saucen in Trockenform, Pfefferminzgelee	Reaktionen wie bei allen übrigen Azofarbstoffen möglich.
E 151 **Brillantschwarz** synthetischer Azofarbstoff	Schwarz	Braunen Saucenmischungen	Reaktionen wie bei allen übrigen Azofarbstoffen möglich.
E 154 **Braun FK** Mischung von synthetischen Azofarbstoffen	Braun	Nur in dem britischen Räucherhering »Kipper«	Eng begrenzte Mengen, nur für wenige Lebensmittel erlaubt.
E 150b **Sulfitcouleur**	Braun	Wurst, Essig, Likör, Whisky	Für Lebensmittel nahezu uneingeschränkt; Mengenbegrenzung: Gerade soviel, um einen gewünschten Zweck zu erreichen.
E 150c **Ammoncouleur**	Braun	Frühstückserzeugnissen, Likör, Whisky	Für Lebensmittel nahezu uneingeschränkt; Mengenbegrenzung: Gerade soviel, um einen gewünschten Zweck zu erreichen.

Synthetische Farbstoffe	Farbe	Verwendung in	Bemerkungen
E 150d Ammonsulfit-couleur	Braun	Wurst, Essig, Whisky	Allergische Reaktionen wie bei den übrigen Azofarbstoffen möglich.
E 155 Braun HT synthetischer Azofarbstoff	Braun	Fleischstempel	Allergische Reaktionen wie bei den übrigen Azofarbstoffen möglich.
E 173 Aluminium	Metallische Farbe	Verzierung von Konfekt	Für wenige Lebensmittel erlaubt; regelmäßiger Verzehr führt zu einer blaugrauen Hautfärbung.
E 180 Litholrubin BK	Rötlich	Zum Färben von Käserinde (Rinde nicht essen!)	Reaktionen wie bei allen übrigen Azofarbstoffen möglich.
Veränderte natürliche Farbstoffe			
E 132 Indigotin natürliche Herkunft, leicht verändert	Blau	Biskuits, Süßigkeiten	Kann allergische Reaktionen auslösen: Hautausschlag, Jucken, Atembeschwerden; auch Erbrechen und Ohnmacht.
E 141 Kupfer-Chlorophylle natürliche Herkunft, leicht verändert	Grün	Sage-Derby-Käse	Für Lebensmittel nahezu uneingeschränkt; Mengenbegrenzung: Gerade soviel, um einen gewünschten Zweck zu erreichen.
E 150a Zuckercouleur natürliche Herkunft, leicht verändert	Braun	In Essig eingelegtem Gemüse	Für Lebensmittel nahezu uneingeschränkt; Mengenbegrenzung: Gerade soviel, um einen gewünschten Zweck zu erreichen.

Veränderte natürliche Farbstoffe	Farbe	Verwendung in	Bemerkungen
E153 Pflanzenkohle natürliche Herkunft, leicht verändert	Schwarz	Morbierkäse	Für Lebensmittel nahezu uneingeschränkt; Mengenbegrenzung: Gerade soviel, um einen gewünschten Zweck zu erreichen.
E160e Beta-apo-8-Karotinal natürliche Herkunft, leicht verändert	Orange	Süßigkeiten	Für Lebensmittel in begrenzten Höchstmengen.
E160f Beta-apo-8-Karotinester natürliche Herkunft, leicht verändert	Orange	Süßigkeiten	Für Lebensmittel in begrenzten Höchstmengen.

Faustregel zu Lebensmittelfarbstoffen

Im Normalfall sollten Sie als gesunder Mensch also keine Schwierigkeiten mit Lebensmittelfarben haben – eine halbwegs ausgewogene Ernährung vorausgesetzt. Wenn Sie ganz sicher gehen wollen oder zu allergischen Reaktionen neigen, meiden Sie vor allem diejenigen Lebensmittel, die synthetische Farbstoffe mit folgenden E-Nummern enthalten:

- Gruppe 100–109: E102, E104
- Gruppe 110–119: E110
- Gruppe 120–129: E122, E123, E124, E127
- Gruppe 130–139: E131, E132, E133
- Gruppe 140–149: E142
- Gruppe 150–159: E151, E154
- Sowie E180.

Auf ein Blick: Wenn Sie, um ganz sicher zu sein, Lebensmittelfarbstoffe meiden wollen, sollten Sie auf Produkte mit nebenstehenden Nummern verzichten.

Konservierungsstoffe

Auch bei Konservierungsstoffen gilt es, Vor- und Nachteile gegeneinander abzuwägen: Gesundheitsgefährdende Schimmel und Keime auf verdorbenen Lebensmitteln können durch Konservierung verhindert werden. Allerdings sollte der Gebrauch auf das nötigste Maß beschränkt bleiben.

Was leisten Konservierungsstoffe?

Konservierungsmittel wirken in der Regel keimhemmend, d.h., nur die Vermehrung wird blockiert, die bereits vorhandenen Keime werden jedoch nicht abgetötet.

Einteilung in Typen

Folgende Typen von Konservierungsmitteln werden nach ihrer Wirkungsweise unterschieden:

- Gegen Schimmelpilze: antimykotische Wirkung
- Gegen Fäulniserreger: antiprutride Wirkung
- Gegen Gärungserreger: antizymotische Wirkung
- Gegen Bakteriengifte: antitoxische Wirkung.

Risikoabwägung bei Konservierungsstoffen

- **Vorteil:** Lebensmittel gefährden die Gesundheit nicht durch Schimmel und Keime. Manche leicht zerstörbare Vitamine oder Geruchsstoffe werden stabilisiert und bleiben erhalten.
- **Nachteil:** Es können gelegentlich Unverträglichkeiten in Form von Allergien auftreten.

Forderungen an die Lebensmittelindustrie

Aus gesundheitlicher Sicht sollte daher von allen Lebensmittelherstellern gefordert werden:

- Konservierungsstoffe sollten nie aus reiner Bequemlichkeit verwendet werden.
- Konservierungsstoffe sollen nur unter folgenden Bedingungen verwendet werden:

  Gesundheitliche Gründe

  Wenn das Risiko des Schimmel- oder Bakterienbefalls ausgeschlossen werden muß.

  Technische Gründe

  Wenn durch die Be- und Verarbeitung der Nahrung die Keimvermehrung gefördert wird, wie z.B. bei rohem Hackfleisch.

Stoffgruppen zur Konservierung

Zur Konservierung werden oft anorganische und organische Säuren eingesetzt. Nachfolgend die wichtigsten Konservierungsstoffe:

Phosphorsäure und schweflige Säure

Phosphorsäuren und deren Salzformen werden vom Körper für den Aufbau der Knochen und einiger Enzyme gebraucht. Zuviel Phosphorsäure wird durch den Stuhl und Urin wieder ausgeschieden. Phosphate erhalten die natürliche Fleischfarbe; deshalb werden sie so gerne eingesetzt.

Die schweflige Säure und deren Salzformen werden zur Haltbarmachung des Weins verwendet. Sie wird vor allem von Personen schlecht vertragen, die zuwenig Magensäure haben. Dies führt zu einer Freisetzung der an andere Stoffe gebundenen schwefligen Säure. Hierdurch wird das Vitamin B1 zerstört.

Empfehlung zu Phosphorsäure

Vor allem Personen ab 40 Jahren, die bereits eine nachlassende Säureproduktion des Magens haben, sollten zumindest nach dem ersten Glas Wein z.B. den Saft einer frisch ausgepreßten Zitrone trinken.

Dies insbesondere dann, wenn Sie den Wein zum Essen genießen. Unter diesem Aspekt ist ein Zitronensorbet als Zwischengang während eines opulenten Mahls der Gesundheit durchaus förderlich.

Nitrate und Nitrite

Wird Fleisch nur mit Kochsalz konserviert, so bekommt es einen unschönen graubraunen Farbton, den der Verbraucher nicht mag. Damit die attraktive rote Farbe erhalten bleibt, die uns Frische signalisiert, wird dem Salz Nitrit oder Nitrat zugesetzt: Dies nennt man dann Pökelsalz.

Natriumnitrit ist schon in kleinen Mengen sehr giftig: Ein halbes bis ein Gramm führt zu leichten Vergiftungserscheinungen, vier Gramm sind bereits tödlich!

Das häufig zum Pökeln eingesetzte Natriumnitrit ist giftiger, als viele denken: Ein halbes Gramm führt schon zu Vergiftungen, vier Gramm sind tödlich. Vor allem Fisch mit Natriumnitrit-Pökelsalz sollten Sie unbedingt meiden.

Vorsicht bei Pökelfleisch!

Der Genuß großer Mengen gepökelten Fleisches führt zu einer hohen Nitrat- bzw. Nitritaufnahme, woraus wiederum im Magen die krebsauslösenden Nitrosamine entstehen. Am besten wählen Sie Rauchfleischwaren zum Verzehr, die nur mit Salzlake ohne Nitritsalze behandelt wurden. Natriumnitrat ist auch im Meerwasser enthalten. Deshalb enthält Seefisch Nitrosamine.

Empfehlung zu Nitrit, Nitrat und Pökelsalz

- Essen Sie mehr Süßwasser- als Meeresfische, wenn Magenkrebs in Ihrer Familie schon aufgetreten ist.
- Verzichten Sie generell auf konservierten Fisch, der mit Natriumnitrit-Pökelsalz behandelt wurde.

Schinken im Brotteig

Wird gepökelter Schinken im Brotteig gebacken, so gehen Teile der gebildeten Nitrosamine in das Fett und den Brotteig über.

Empfehlung zu Schinken im Brotteig

- Essen Sie vom Schinken im Brotteig nur das magere Fleisch.
- Das Fett und den Brotteig sollten Sie wegwerfen.

Schwarzer Pfeffer und Paprika sollten bei Pökelwurst nicht verwendet werden, denn es können sich krebserregende Substanzen bilden. Oder die Gewürze dürfen erst kurz vor dem Verzehr hinzugefügt werden.

Pökelwurst mit schwarzem Pfeffer oder Paprika

Werden gepökelte Fleischwaren zusätzlich mit schwarzem Pfeffer und Paprika behandelt, so können bei längerer Lagerung oder beim Kochen ebenfalls krebserregende Substanzen entstehen.

Empfehlung zu Pökelwurst mit Pfeffer und Paprika

- Bevorzugen Sie geräucherten Schinken oder Wurstwaren, die nur mit Salz, ohne Pfeffer und Paprika bearbeitet wurden.
- Geben Sie diese Gewürze erst kurz vor dem Verzehr dazu.

Grüner Pfeffer, Wassermelonen, Sojasauce

In grünem Pfeffer, Wassermelonen und Sojasaucen sind Stoffe enthalten, z.B. Harnstoffabkömmlinge wie das Citrullin, aus denen im Magen gefährliche Nitrosoverbindungen entstehen können, wenn gleichzeitig Nitrate bzw. Nitrite aufgenommen werden.

Empfehlung zu Grünem Pfeffer, Melonen und Sojasauce

Bei nitrathaltigem Gemüse (grünen Salaten, Fenchel, Grünkohl, Mangold, Rettich, roten Beten, Spinat und Weißkraut) sollten Sie auf das Würzen mit grünem Pfeffer und Paprika verzichten.

Kaffee

Zu hoher Genuß von Kaffee (ca. fünf Tassen) führt zu einem Adrenalinanstieg im Blut. Die Folgen: Herzklopfen, Erregung, Schlaflosigkeit, Kreislaufstörungen. Der Blutdruck steigt an, was bei Personen mit Bluthochdruck kritische Blutdruckspitzen auslösen kann.

Vorsicht bei zuwenig Magensäure. Ab dem 40. Lebensjahr läßt die Produktion nach. Auch der übermäßige Gebrauch von Säureblockern (Antazida) kann den Magensaft schwächen.

Empfehlung zu Kaffee

Wer unter Schlafstörungen leidet, sollte auf Kaffee verzichten. Mit zunehmendem Alter kann sich die Wirkung jedoch umkehren: Kaffee ist für alte Menschen oft ein gutes Schlafmittel.

Bier

Auch Bier kam bereits in den Verruf, karzinogene (krebsauslösende) Stoffe zu enthalten. Durch Änderung der Röstmethode des Braumalzes kann dies aber vermieden werden.

Als kritisch ist generell der regelmäßige Verzehr von Nahrungsmitteln mit hohem Nitratgehalt anzumerken. Zurückhaltend sollten besonders Personen ab 40 Jahren sein, die bereits eine nachlassende Magensäureproduktion aufweisen. Bakterien, die sich gut im Magensaft mit zuwenig Säure vermehren können, wandeln Nitrat zu Nitrit um. Als Folge entstehen daraus gefährliche Nitrosaminverbindungen mit den bekannten krebsauslösenden Eigenschaften.

Empfehlung bei zu wenig Magensäure

- Bei zu wenig Magensäure sowie generell ab 40 Jahren sollten wenig gepökelte Fleischwaren gegessen werden.
- Soja kann die Nitrosaminbildung hemmen.
- Weitere hemmende Stoffe sind Eiweiß, z. B. Käse, Gelatine und besonders Pektin. Sie binden karzinogene Stoffe.

Konservierungsstoffe

Zahlreiche Säuren hemmen das Wachstum von Keimen und werden deswegen als Konservierungsstoffe gebraucht. Zusätzlich können sie die Geschmacksqualitäten verbessern. Sie unterstützen Antioxidantien in ihrer Wirkung.

Bei Konservierungsstoffen handelt es sich im wesentlichen um schwache Säuren und deren Salzformen. Die neuen EU-Richtlinien erlauben den Zusatz von 33 Substanzen (von E 200–E 285).
Die Wirkung von Konservierungsstoffen beruht darauf, daß sie das Wachstum von Keimen, vor allem von Schimmelpilzen hemmen.
Darüber hinaus verstärken sie bestimmte Geschmacksqualitäten und unterstützen die Antioxidantien, die ebenfalls konservierende Wirkung haben. Die am häufigsten eingesetzten Stoffe sind:

Propionsäure (E 280) und deren Salzformen (E 281, E 282, E 283)

Propionsäure wurde vor allem dem Brotteig zugesetzt, um das Verschimmeln zu verhindern. Aufgrund nachteiliger Wirkungen im Tierversuch wurde die Propionsäure in Deutschland und Österreich verboten. Weitere Untersuchungen konnten den Verdacht schädlich zu sein, nicht erhärten. Propionsäure (E 280) ist deshalb heute in der EU erlaubt. Chemisch gesehen ist es eine ungesättigte Fettsäure, die vom Körper abgebaut wird.

Benzoesäure (E 210) und deren Salzformen (E 211, E 212, E 213) sowie deren Ester (E 214–E 219)

Benzoesäure ist in Früchten und Gemüsen natürlicherweise zu finden. Sie hemmt die Bildung von Hefe- und Schimmelpilzen. Dadurch können sich Pflanzen vor schädlichem Befall schützen. Sie werden immer wieder als Auslöser von Allergien verantwortlich gemacht.

Sorbinsäure (E 200) und deren Salzformen (E 202, E 203)

Essigsäure (E 260) und deren Salzformen (E 261, E 262, E 263)

Milchsäure (E 270)

Bitte beachten Sie, daß einige dieser Säuren zu unerwünschten Nebenwirkungen führen können:

- Weinsäure in der Salzform wirkt abführend.
- Zitronensäure in hohen Mengen vermindert die Resorption von Kalzium aus dem Darm.

Hitze als Konservierungsverfahren

Die Erhitzung von Speisen gehört zu den ältesten Formen der Nahrungskonservierung. Durch Einkochen von Gemüse oder Braten von Fleisch steigt deren Haltbarkeit. Kritisch sind in der heutigen Zeit das Braten und Grillen zu sehen, die nicht mehr als Konservierung einzustufen sind sondern als Zubereitungsformen.

Checkliste: Konservierungsstoffe

- Konservierungsstoffe sind größtenteils natürlichen Ursprungs und werden naturidentisch nachgemacht.
- Nebenwirkungen bzw. Allergien können bei natürlichen und bei synthetischen Konservierungsstoffen auftreten.
- Gepökelte Fleisch- und Wurstwaren sollten Sie wegen der Nitrat- bzw. Nitritsalze meiden oder nur selten essen. Daraus entstehen im Magen die krebsauslösenden Nitrosamine.
- Sofern Sie auf Räucherware nicht verzichten wollen, sollten Sie versuchen, traditionell geräucherte Waren zu bekommen.
- Asthmatiker und Personen mit Aspirinallergie reagieren besonders empfindlich auf Konservierungsstoffe.
- Vermeiden Sie möglichst Benzoesäuren (E 210–E 219) und Schwefeldioxide sowie deren Abkömmlinge (E 220–E 228).
- Migräne kann durch Natriumpropionat (E 281) entstehen.

Faustregel zu Konservierungsstoffen

Als unbedenklich gelten folgende Konservierungsstoffe:

- Gruppe 200–209: E 200, E 202, E 203
- Gruppe 260–269: E 260, E 261, E 262, E 263
- Gruppe 270–279: E 270
- Gruppe 280–289: E 281, E 282, E 283

Nebenstehende Checkliste gibt Ihnen umfassend Auskunft über Konservierungsstoffe: Welche Sie meiden sollten, aber auch, welche E-Nummern unbedenklich sind. Auf Ihre Aufmerksamkeit bei der Auswahl der Produkte kommt es an!

Natürliche Konservierungs-stoffe	Wirkung	Verwendung in	Bemerkungen
E 200 **Sorbinsäure** wird aus den Früchten der Eberesche gewonnen; wird auch naturidentisch hergestellt	Hemmt das Wachstum von Schimmelpilzen und Hefen	Joghurt, Milchprodukten, Brot, Süßwaren, Dessertsaucen, fertigen Kuchenmischungen, tiefgekühlter Pizza, Suppenpulver, Streichkäse, verpacktem Scheibenkäse, Orangeat, Zitronat, Wein, Gelatinekapseln	Unbedenklich; wird vom Körper wie Fettsäuren abgebaut; bislang sind keine Nebenwirkungen bekannt geworden.
E 202 **Kaliumsorbat** (Kalium)-Salz der Sorbinsäure; wird naturidentisch hergestellt	Hemmt das Wachstum von Schimmelpilzen und Hefen	Joghurt, Milchprodukten, Margarine, Streichkäse, Salatsaucen, fertigen Kuchenmischungen, tiefgekühlter Pizza	Wie Sorbinsäure (E 200).
E 203 **Kalziumsorbat** (Kalzium)-Salz der Sorbinsäure; wird naturidentisch hergestellt	Hemmt das Wachstum von Schimmelpilzen; tötet Keime	Joghurt, Milchverarbeitung	Wie Sorbinsäure (E 200).
E 210 **Benzoesäure** kommt natürlicherweise in vielen Beeren vor; wird naturidentisch hergestellt	Hemmt das Wachstum von Schimmelpilzen; tötet Keime	Fruchjoghurt, Marmelade, Kaffee-/Tee-Extrakt, Dessertsaucen, Würzsirup, Fruchtmarkt, Fruchtsaft, marinierten Heringen, Makrelen, Mixed Pickles, Salatsaucen, fertigen Salaten	Asthmatiker zeigen gelegentliche Reaktionen der Unverträglichkeit: Hautausschläge, Taubheitsgefühl, Magenreizungen; kommen insbesondere bei Personen mit Aspirinallergie vor.
E 211 **Natriumbenzoat** (Natrium)-Salz der Benzoesäure	Hemmt das Wachstum von Schimmelpilzen; tötet Keime	Margarine, Süßigkeiten, Käsekuchenmischungen, Salatsaucen, Barbecuesaucen, Sojasauce, Orangensaft, Garnelen	Wie Benzoesäure (E 210).

Natürliche Konservierungs-stoffe	Wirkung	Verwendung in	Bemerkungen
E 212 **Kaliumbenzoat** (Kalium)-Salz der Benzoesäure; wird naturidentisch hergestellt	Hemmt das Wachstum von Schimmelpilzen; tötet Keime	Eingelegtem Gemüse, Obstsäften	Wie Benzoesäure (E 210).
E 213 **Kalziumbenzoat** (Kalzium)-Salz der Benzoesäure; wird naturidentisch hergestellt	Hemmt das Wachstum von Schimmelpilzen; tötet Keime	Eingelegtem Gemüse, Obstsäften	Wie Benzoesäure (E 210).
E 220 **Schwefeldioxid** (schweflige Säure) kommt in der Natur vor; wird naturidentisch hergestellt	Wirkt antioxidierend (hemmt die Zersetzung durch Sauerstoff); stabilisiert Vitamin C	Knoblauchpulver, Gelatine, tiefgefrorener Pizza, Fleischzubereitungen	Asthmatiker können allergische Reaktionen haben sowie Magenreizungen; durch die Behandlung mit Sulfiten verlieren Lebensmittel einen erheblichen Teil ihres Vitamin-B1-Gehalts! Getreide-, Fleisch- und Milchprodukte sollten damit nicht konserviert werden.
E 234 **Nisin** Eiweiß mit antibiotischer Wirkung	Hemmt das Wachstum von Bakterien	Pudding, Schmelzkäse, Hüttenkäse	Nebenwirkungen sind nicht bekannt.
E 235 **Natamycin, Pimaricin** wird enzymatisch gewonnen	Hemmt das Wachstum von Bakterien	Zur Oberflächenbehandlung von Wurst und Schnittkäse	Es besteht das Risiko, daß Bakterien gegen Natamycin resistent werden.

Natürliche Konservierungs-stoffe	Wirkung	Verwendung in	Bemerkungen
E 251 **Natriumnitrat** (Chilesalpeter) natürlich vorkommendes Mineral; synthetische Herstellung	Hemmt das Wachstum von Bakterien	Gepökeltem Fleich- und Wurstwaren; Büchsenfleisch, Käse, tiefgefrorener Pizza	Bildet zusammen mit Aminosäuren (Eiweißbausteine) Nitrosamine. Diese können Krebs auslösen.
E 252 **Kaliumnitrat** (Salpeter) natürliches Vorkommen, synthetische Herstellung	Hemmt das Wachstum von Bakterien	Gepökeltem Fleich- und Wurstwaren; Büchsenfleisch	Wie Natriumnitrat (E 251) eines der ältesten Mittel zur Konservierung von Fleisch.
E 260 **Essigsäure** Naturprodukt, enzymatisch gewonnen	Hemmt das Wachstum von Bakterien	Salat- und Fruchtsaucen, Würzsaucen, Meerrettichcreme, Käse	Nebenwirkungen sind nicht bekannt.
E 270 **Milchsäure** wird von Milchsäurebakterien produziert	Wirkt antixoidierend; Säuerungsmittel, Aromastoff	Margarine, Salatdressing	Nebenwirkungen sind nicht bekannt.
E 280 **Propionsäure** natürlich vorkommende Fettsäure; naturidentische Herstellung	Hemmt das Wachstum von Schimmelpilzen	Milchprodukten, Puddingmischungen, Backwaren, tiefgefrorener Pizza	Erzeugt in Tierexperimenten Magenkrebs, beim Menschen ist diese Reaktion nicht bekannt.
E 281 **Natriumpropionat** (Natrium)-Salz der Propionsäure; naturidentische Herstellung	Hemmt das Wachstum von Schimmelpilzen	Milchprodukten, Backwaren	Kann eventuell Migräneanfälle auslösen.

Natürliche Konservierungs-stoffe	Wirkung	Verwendung in	Bemerkungen
E 282 **Kalziumpropionat** (Kalzium)-Salz der Propionsäure; kommt natürlicherweise im Schweizer Käse vor	Hemmt das Wachstum von Keimen (die durch Hitze nicht abgetötet werden können)	Milchprodukten, Backwaren, tiefgefrorener Pizza	Nebenwirkungen sind nicht bekannt.
E 283 **Kaliumpropionat** (Kalium)-Salz der Propionsäure	Hemmt das Wachstum von Schimmelpilzen	Milchprodukten, Backwaren, Puddingmischungen	Nebenwirkungen sind nicht bekannt.
E 290 **Kohlendioxid** natürlich vorkommendes Gas	Konservierungsmittel, Kühl- und Geliermittel, Verpackungsgas	Sprudelgetränken, moussierenden Getränken	Kann die Produktion von Magensäure steigern.
E 296 **Apfelsäure** kommt in Früchten vor; naturidentische Herstellung	Konservierungsmittel, Säuerungsmittel, Aromastoff	Kartoffelchips, Orangensaft, Dosensuppen, Spaghettisaucen	Nebenwirkungen sind nicht bekannt.
E 297 **Fumarsäure** natürlich vorkommende Säure; naturidentische Herstellung	Konservierungsmittel, Säuerungsmittel	Joghurtcreme, Käsekuchenmischungen	Nebenwirkungen sind nicht bekannt.
E 300 **Vitamin C** (L-Askorbinsäure)	Hemmt das Ranzigwerden (Zersetzung durch Sauerstoff) von Ölen und Fetten; verhindert das Braunwerden von Früchten durch Oxidation	Butter, Limonade, Milchpulver, Kondensmilch, Marmeladen, gefrorenen Kartoffelkroketten	Bei Mengen von über 1000 mg pro Tag (Tagesbedarf 75 mg) kann Durchfall auftreten. Ab 350 mg kann die Zinkaufnahme gehemmt werden.

Natürliche Konservierungs-stoffe	Wirkung	Verwendung in	Bemerkungen
E 301 **Natrium-L-Askorbat** (Natrium)-Salz der Askorbinsäure; naturidentische Herstellung	Wie E 300	Wie E 300, Wurstwaren, Räucher-würstchen	Bei normaler Menge keine Nebenwirkungen.
E 302 **Kalzium-L-Askorbat** (Kalzium)-Salz der Askorbinsäure; naturidentische Herstellung	Wie E 300	Wie E 300, Fertiggerichten	Bei normaler Menge keine Nebenwirkungen.
E 306 **Vitamin E** tokopherolhaltige Extrakte aus Sojaöl (natürlich!)	Wie E 300	Pflanzenölen	Bei normaler Menge keine Nebenwirkungen.
E 307 **Vitamin E** Alpha-Tokopherol; naturidentische Herstellung	Wie E 300	Wurstwaren	Bei normaler Menge keine Nebenwirkungen.
E 308 **Vitamin E** Delta-Tokopherol; naturidentische Herstellung	Wie E 300	Margarine	Bei normaler Menge keine Nebenwirkungen.
E 309 **Vitamin E** Gamma-Tokopherol; naturidentische Herstellung	Wie E 300	Margarine	Bei normaler Menge keine Nebenwirkungen.

Künstliche Konservierungs-stoffe	Wirkung	Verwendung in	Bemerkungen
E 214 **PHB-Ester** (p-Hydroxibenzoe-säureethylester) wird aus Benzoe-säure hergestellt	Hemmt das Wachstum von Schimmelpilzen; tötet Keime	Marmeladen, Zichorien- und Kaffee-Extrakt, Würzsirup, glasierten, kandierten und getrockneten Früchten, Fruchtfleisch oder Fruchtpüree, Fruchsäften, fertigen Salatsaucen, marinierten Heringen, Makrelen	Wie Benzoesäure (E 210).
E 215 **PHB-Äthylester-Natrium** (p-Hydroxibenzoe-säureethylester-Natriumverbindung) wird aus Benzoe-säure hergestellt	Hemmt das Wachstum von Schimmelpilzen; tötet Keime	Wie E 214	Wie Benzoesäure (E 210).
E 216 **PHB-Propylyester** (p-Hydroxibenzoe-säure-n-propyl-ester) wird aus Benzoesäure hergestellt	Hemmt das Wachstum von Bakterien	Wie E 214	Wie Benzoesäure (E 210).
E 217 **PHB-Propylester-Natrium** (p-Hydroxibenzoe-säure-n-propyl-ester-Natrium-verbindung) wird aus Benzoesäure hergestellt	Hemmt das Wachstum von Bakterien	Wie E 214	Wie Benzoesäure (E 210).

Künstliche Konservierungs-stoffe	Wirkung	Verwendung in	Bemerkungen
E218 PHB-Methylester (p-Hydroxibenzoe-säure-methylester) wird aus Benzoe-säure hergestellt	Hemmt das Wachstum von Bakterien	Wie E214	Wie Benzoesäure (E210).
E219 PHB-Propylester-Natrium (p-Hydroxibenzoe-säure-methylester-Natriumverbin-dung) aus Benzoe-säure hergestellt	Hemmt das Wachstum von Schimmelpilzen; tötet Keime	Wie E214	Wie Benzoesäure (E210).
E221 Natriumsulfit aus schwefliger Säure hergestellt	Wirkt antioxidierend; hemmt das Wachstum von Bakterien	Konserviertem Eidotter	Wie Schwefeldioxid (E220) (siehe Seite 83).
E222 Natriumhydrogen-sulfit wird aus schwef-liger Säure her-gestellt	Wirkt antioxidierend	Eingelegtem Gemüse	Wie Schwefeldioxid (E220) (siehe Seite 83).
E223 Natriummeta-bisulfit aus schwefliger Säure hergestellt	Wirkt antioxidierend	Eingelegtem Rotkohl, fertigen Salaten, Kartof-felpüreepulver, einge-legten Zwiebeln	Wie Schwefeldioxid (E220) (siehe Seite 83).
E224 Kaliummeta-bisulfit aus schwefliger Säure hergestellt	Wirkt antioxidierend; beendet bei Wein und Bier die Gährung	Schwefeltabletten für die Zubereitung von selbst-gemachtem Wein	Wie Schwefeldioxid; zu stark geschwefelter Wein erzeugt Kopfschmerzen.

Künstliche Konservierungsstoffe	Wirkung	Verwendung in	Bemerkungen
E 225 **Kaliumsulfit** aus schwefliger Säure hergestellt	Wirkt antioxidierend	Trockenfrüchten	Wie Schwefeldioxid (E 220).
E 226 **Kalziumsulfit** wird aus schwefliger Säure hergestellt	Wirkt antioxidierend	Apfelwein	Wie Schwefeldioxid (E 220).
E 227 **Kalziumhydrogensulfit** wird aus schwefliger Säure hergestellt	Wirkt antioxidierend	Bier	Wie Schwefeldioxid (E 220).
E 228 **Kaliumhydrogensulfit** aus schwefliger Säure	Wirkt antioxidierend	Trockenfrüchten	Wie Schwefeldioxid (E 220).
E 230 **Biphenyl, Diphenyl** wird aus Benzol hergestellt	Hemmt das Wachstum von Schimmelpilzen	Zur äußerlichen Behandlung der Schalen von Zitrusfrüchten	Nach dem Schälen von Zitrusfrüchten Hände waschen.
E 231 **Orthophenylphenol** wird aus Benzol hergestellt	Hemmt das Wachstum von Schimmelpilzen und Bakterien	Wie E 230	Nach dem Schälen von Zitrusfrüchten Hände waschen.
E 232 **Natriumorthophenylphenol** wird aus Benzol hergestellt	Hemmt das Wachstum von Schimmelpilzen	Wie E 230	Nach dem Schälen von Zitrusfrüchten Hände waschen.

Künstliche Konservierungsstoffe	Wirkung	Verwendung in	Bemerkungen
E 233 **Thiabendazol**	Hemmt das Wachstum von Schimmelpilzen	Wie Biphenyl (E 230)	Nebenwirkungen sind nicht bekannt.
E 239 **Hexamethylentetramin** wird aus Benzol hergestellt	Hemmt das Wachstum von Schimmelpilzen	Geräuchertem Hering, Makrelen, Provolonekäse	Durch die Bildung von Formaldehyd (= Formalin) können Magen-Darm-Beschwerden auftreten; Tiere, denen Hexamin in hohen Dosen verabreicht wurde, erkrankten an Krebs.
E 249 **Kaliumnitrit**	Hemmt das Wachstum von Bakterien	Gepökelten Fleisch- und Wurstwaren	Bildet zusammen mit Aminosäuren (= Eiweißbausteine) Nitrosamine. Diese können Krebs auslösen. Nitrite können auch zu Erbrechen und Schwindel sowie niedrigem Blutdruck führen.
E 250 **Natriumnitrit** wird aus Natriumnitrat hergestellt	Hemmt das Wachstum eines Bakterienstammes, der für den tödlichen Botulismus (Lebensmittelvergiftung durch ein bestimmtes Bakterium) verantwortlich ist	Gepökelten Fleisch- und Wurstwaren; tiefgefrorener Pizza, Cheddar-Käse, Cheshire-Käse	Wie E 249.
E 304 **Fettsäureester der Ascorbinsäure**	Wie Ascorbinsäure (E 300)	Wie Ascorbinsäure (E 300)	Bei normaler Menge keine Nebenwirkungen.
E 310 **Propylgallat**	Verhindert das Ranzigwerden von Ölen und Fetten	Margarine, pflanzlichen Ölen und Fetten, Instantkartoffelpüree, Kaugummi	Können bei Asthmatikern und Aspirinempfindlichkeit Reaktionen auslösen: Asthmaanfälle, Magenbeschwerden, Schwindel.

Künstliche Konservierungsstoffe	Wirkung	Verwendung in	Bemerkungen
E 321 **BHT** Butylhydroxitoluol	Verhindert das Ranzigwerden von Ölen und Fetten	Margarine, Bratfetten, Pflanzenölen, Kartoffelchips, gesalzenen Erdnüssen, Instantkartoffelpüree, Frühstücksflocken, Kaugummi	Es gibt Hinweise auf mögliche Verhaltensstörungen bei Kindern.
Leicht veränderte, natürliche Konservierungsstoffe			
E 261 **Kaliumazetat** (Kalium)-Salz der Essigsäure	Hemmt das Wachstum von Bakterien	Soll die natürliche Farbe von pflanzlichen und tierischen Nahrungsmitteln erhalten	Personen mit schweren Nierenfunktionsstörungen sollten Produkte mit diesen Konservierungsstoffen meiden (wegen des Kaliums).
E 262 **Natriumazetat** (Natrium)-Salz der Essigsäure	Hemmt das Wachstum von Keimen	Brot, Getreide	Nebenwirkungen sind nicht bekannt.
E 263 **Kalziumazetat** (Kalzium)-Salz der Essigsäure	Hemmt das Wachstum von Schimmelpilzen	Käsekuchenmischungen, Schnellgeliermischungen	Nebenwirkungen sind nicht bekannt.
E 284 **Borsäure** kommt leicht verändert in der Natur vor	Hemmt das Wachstum von Schimmelpilzen	Echtem Kaviar	Nur für Kaviar in vorgeschriebenen Mengen erlaubt.
E 285 **Natriumtetraborat** kommt leicht verändert in der Natur vor	Hemmt das Wachstum von Schimmelpilzen	Echtem Kaviar	Nur für Kaviar in vorgeschriebenen Mengen erlaubt.

Geschmacksverstärker, Emulgatoren und Geliermittel

Bei dieser Stoffgruppe muß der Hersteller von Lebensmitteln nur den Klassennamen angeben, z.B. Verdickungsmittel. Er braucht die genaue Substanz nicht zu nennen. Es gibt folgende Gruppen:

- Emulgatoren
- Verdickungsmittel
- Geliermittel
- Stabilisatoren
- Geschmacksverstärker
- Säuerungsmittel
- Modifizierte Stärken
- Backtriebmittel
- Schaumverhüter
- Schmelzsalze.

Die Substanzen werden mit folgenden Nummern gekennzeichnet:

- E322–E341
- E350–E385
- E400–E488
- E491–E1518

Das China-Restaurant-Syndrom mit Schwindel, Kopfschmerzen und Herzklopfen wird nicht – wie lange vermutet – von Natriumglutamat ausgelöst, sondern von den Histaminen in der Sojabohnensauce.

Diese Stoffgruppe der Emulgatoren, Verdickungsmittel u.v.a.m. umfaßt insgesamt 192 E-Nummern.
Wünschen Sie als Verbraucher eine präzise Nennung des Stoffes, dann müssen Sie sich direkt an den Hersteller wenden.

Spitzenreiter Natriumglutamat

Am häufigsten wird der Geschmacksverstärker Natriumglutamat (E621) eingesetzt, vor allem bei Fleisch- und Fischgerichten. Er beeinflußt die Geschmacksqualität süß, sauer, salzig, bitter und fleischartig. Das sogenannte China-Restaurant-Syndrom (Herzklopfen, Migräne, Schwindel, Ohnmacht), für das man lange Natriumglutamat im Verdacht hatte, konnte jetzt geklärt werden: Es sind die in der Sojasauce enthaltenen Histamine, die zu allergischen Reaktionen führen können.

Natürliche Zusatzstoffe

Zitronensäure (E330), Speisefettsäuren (E472), Vitamin C (E300–302) werden ebenfalls oft verwendet. Geliermittel werden wegen ihres geringen Kaloriengehalts vor allem für Light-Produkte eingesetzt, aber auch in Füllungen für Kuchen, in Saucen, in Suppen, Gelee- und Gummibonbons.

In vielen Light-Produkten werden Geliermittel eingesetzt, weil diese wenig Kalorien besitzen. In nebenstehender Liste finden Sie Zusatzmittel auf natürlicher Basis. Bei diesen sind normalerweise keine Gesundheitsrisiken zu fürchten.

Meist werden folgende Produkte, die alle natürlichen Ursprungs sind, verwendet:

- Agar-Agar (E406)
- Alginsäure und deren Salze (E400–E404)
- Carrageen (E407)
- Johannisbrotkernmehl (E410)
- Guarkernmehl (E412)
- Traganth (E413)
- Gummi Arabicum (E414)
- Pektine (E440)
- Zellulose und deren Abkömmlingen (E460, E466)
- Stärke (modifiziert).

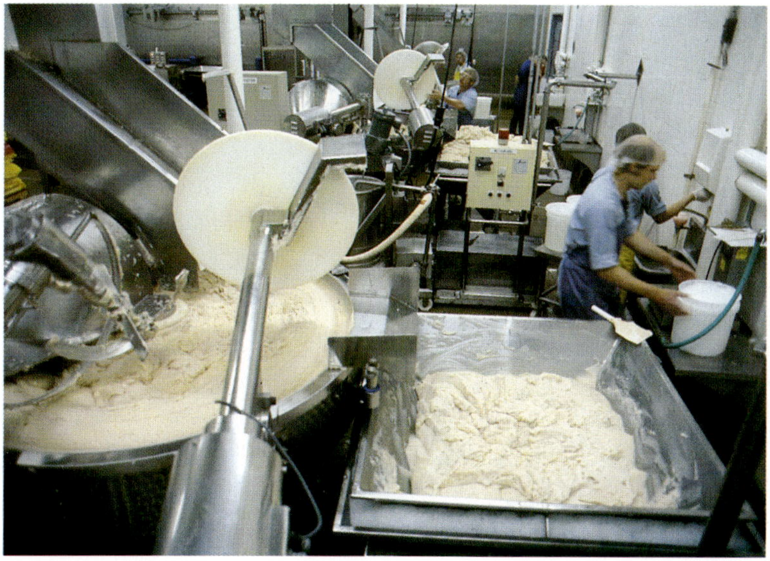

In Großbäckereien werden häufig Zusatzstoffe verwendet. Als Geliermittel für Kuchenfüllungen kommen vorwiegend natürliche Stoffe zum Einsatz, die normalerweise unbedenklich sind.

Nebenwirkungen dieser Zusatzmittel

Mit Nebenwirkungen ist bei Anwendung der erlaubten Menge bei den natürlichen und synthetischen Stoffen in der Regel *nicht* zu rechnen. Bei Aufnahme von hohen Mengen gibt es folgende Ausnahmen:

*** Die Vergabe einer E-Nummer wird von den EU-Behörden zur Zeit noch diskutiert.**

Alles eine Frage der Menge: Werden von eigentlich unschädlichen Zusatzstoffen zu große Mengen eingesetzt, dann kann es auch zu Gesundheitsproblemen kommen. Nebenstehende Tabelle gibt Ihnen umfassend Auskunft.

Stoff	Mögliche Nebenwirkung
Vitamin B3 Nikotinsäure (_ 375*)	Es kann in hohen Mengen zu Gesichtsröte, Hitzegefühl und Schläfenklopfschmerz kommen. Bei normalem Gebrauch harmlos.
EDTA (_ 385*)	In großen Mengen kann es Erbrechen, Durchfall und Bauchschmerzen hervorrufen. Die Resorption (Aufnahme) von Eisen, Zink und Kupfer wird behindert.
Agar-Agar (E 406)	In größeren Mengen können Blähungen, Völlegefühl und Verstopfung aufteten.
Carrageen (E 407)	1981 wurde der Verdacht geäußert, die Abbaustoffe könnten Krebs auslösen; bisher hat sich der Verdacht nicht erhärtet.
Guarkernmehl (E 412)	Bei Verzehr großer Mengen sind Blähungen und Bauchkrämpfe möglich.
Traganth (E 413)	Es soll die Eiweißverdauung hemmen.
Gummi Arabicum (E 414)	Es können Allergien auftreten.
Sorbit (E 420)	In großen Mengen kann es zu Blähungen, Durchfall und Bauchschmerzen kommen.
Mannit (E 421)	Es kann zu Erbrechen und Durchfällen kommen; auch Blutdruckabfälle bis hin zu Ohnmacht wurden berichtet.
Glyzerin (E 422)	In großen Mengen kann es Kopfschmerzen, Durst (durch Erhöhung des Blutzuckerspiegels) und Ohnmacht verursachen.
Polyoxiethylen-(8)-Stearat (_ 430*)	Es kann zur Bildung von Nierensteinen kommen.

Stoff	Mögliche Nebenwirkung
Polyoxiethylen-stearat (_431*)	Es kann Allergien auslösen.
Pektin (E 440)	In großen Mengen kann es Blähungen hervorrufen.
Diphosphat u. a. Poly-phosphate (E 450), (E 451), (E 541)	Es kann vermutlich zu Verdauungsproblemen aufgrund der Blockade einiger Enzyme kommen.
Natriumkar-boximethylzel-lulose (E 466)	Eventuell kann dadurch eine Darmverstopfung ausgelöst werden.
Natriumkar bonat (E 500)	Große Mengen können die Magen- und Darmschleimhaut reizen.
Ammonium-hydrokarbonat (_502*)	Es kann die Magen- und Darmschleimhaut reizen.
Kaliumchlorid (E 508)	In großen Mengen löst es Darmgeschwüre aus.
Ammonium-chlorid (_510*)	Es kann den Säuregehalt des Urins herabsetzen.
Kalium-hydroxid (E 525)	In starker Konzentration hat es ätzende Eigen-schaften: Die Schleimhäute des oberen Ver-dauungsbereichs werden verletzt.

Wenn Sie einen der nebenstehend genannten Stoffe in Verdacht haben, bei Ihnen allergische Reaktionen hervorzurufen, dann können Sie dies ganz einfach selbst austesten: Vermeiden Sie eine Zeitlang diesen Zusatzstoff, und beobachten Sie die Reaktion Ihres Körpers.

Übersicht zu Geschmacksverstärkern, Emulgatoren, Verdickungs- und Geliermitteln

Geliermittel kommen vor allem bei der Herstellung von Light-Produkten zur Anwendung. Der am häufigsten verwendete Geschmacksverstärker Natriumglutamat (E 621) wird vor allem bei Fleisch- und Fischgerichten eingesetzt. Bei der Anwendung der erlaubten Mengen kommt es normalerweise zu keinen Unverträglichkeitsreaktionen.

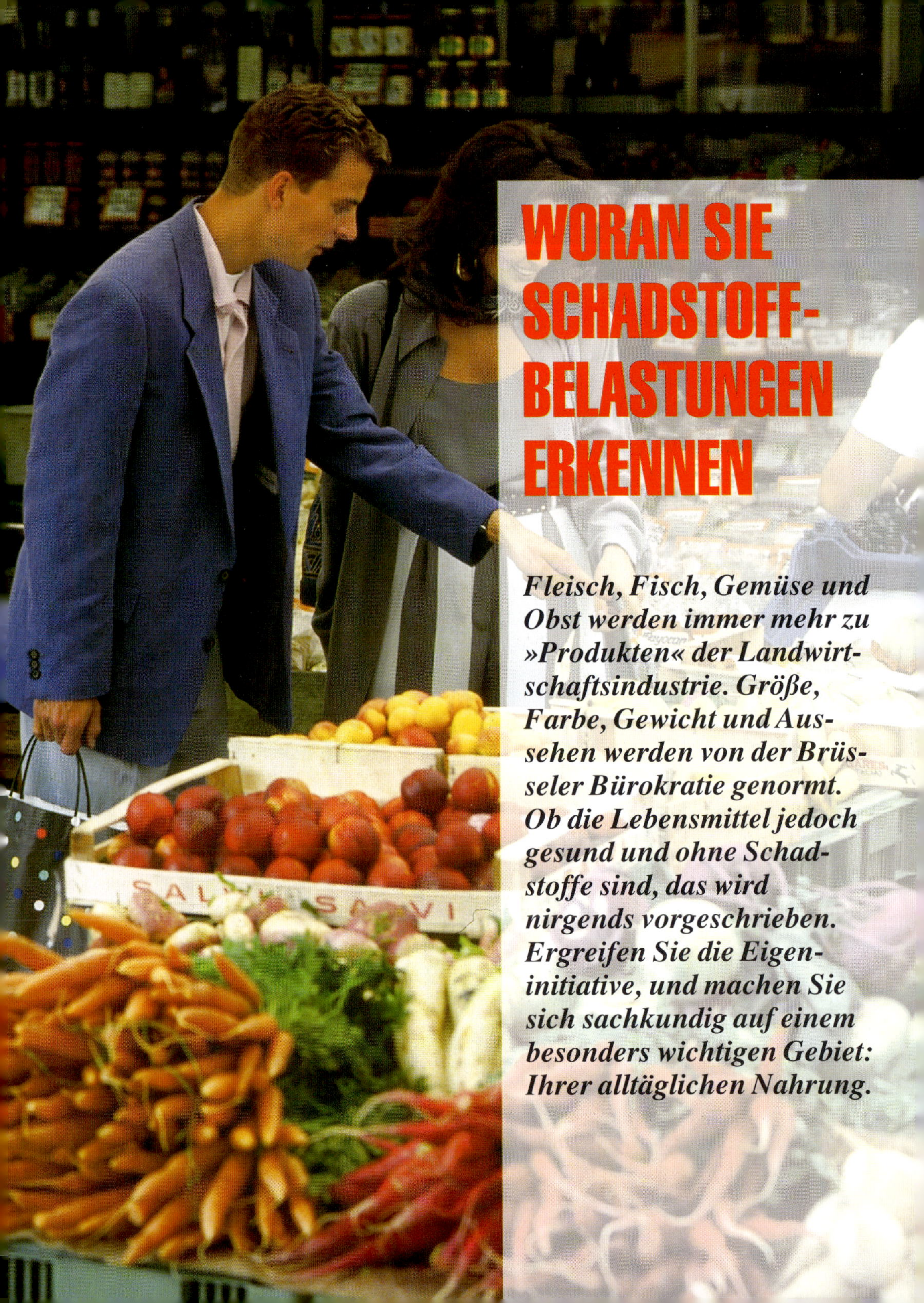

WORAN SIE SCHADSTOFF-BELASTUNGEN ERKENNEN

Fleisch, Fisch, Gemüse und Obst werden immer mehr zu »Produkten« der Landwirtschaftsindustrie. Größe, Farbe, Gewicht und Aussehen werden von der Brüsseler Bürokratie genormt. Ob die Lebensmittel jedoch gesund und ohne Schadstoffe sind, das wird nirgends vorgeschrieben. Ergreifen Sie die Eigeninitiative, und machen Sie sich sachkundig auf einem besonders wichtigen Gebiet: Ihrer alltäglichen Nahrung.

Lebensmittel selber prüfen

Prüfung der Fleischqualität

Fleisch aus dem Supermarkt

Fleisch wird heute über verschiedene Verteilungskanäle angeboten. Es gibt die Möglichkeit, das Fleisch beim Metzger frisch zu kaufen. Das gewünschte Stück Fleisch kann den Kundenwünschen entsprechend zugeschnitten werden.
Seit Jahren hat sich eine weitere Einkaufsmöglichkeit breitgemacht, die vor allem berufstätige Hausfrauen sowie Personen aus Single-Haushalten nutzen: der Einkauf von Fleisch im Supermarkt aus der Kühltheke. Fertige Portionen liegen in Folie eingeschweißt bereit – was einen schnellen Einkauf ermöglicht.
Dies erspart das Anstehen an der Fleischtheke. Die Schnittfläche des Fleisches hat die Eigenschaft, nach etlichen Stunden dunkler zu werden. Dies ist für den Verbraucher ein Zeichen für mangelnde Frische. Die Fleischabpacker greifen deshalb zu Maßnahmen, um dem Fleisch unter der Folie möglichst lange ein frisches Aussehen zu geben. Bei der Verwendung von entsprechenden Folien kann das Fleisch so viele Tage sein frisches Aussehen behalten.

Fertig abgepacktes Fleisch aus dem Supermarkt – für viele Verbraucher ganz normaler Alltag. Aber wußten Sie, daß aus der Folie schädliche Weichmacher ins Fleisch übergehen können?

Von der Folie ins Fleisch

Problematisch ist allerdings der Übergang von Weichmachern, sogenannten Adipaten, aus der Folie ins Fleisch. In einer Fleischportion von 250 Gramm stecken ca. fünf Milligramm Adipate aus der PVC-Folie. Diese Stoffe, die der Folie ihren anschmiegsamen Charakter geben, können krebsfördernd wirken.
Hat der Viehmäster chemische Mittel eingesetzt, um den Wassergehalt des Fleisches zu erhöhen, so verliert ein derart abgepacktes Fleisch dieses Wasser. Der Verbraucher würde dies als unappetitlich vermerken und den Kauf verweigern. Deshalb legt man die Fleischstücke auf eine saugfähige Pappschale, welche die anfänglich austretende Flüssigkeit aufnimmt und ein weiteres Vertrocknen des Fleisches stoppt.

Wenn Fleisch in der Pfanne schrumpft

Das so verpackte Fleisch verliert nur zwei bis drei Prozent seines Gewichtes, so daß sich die Hausfrau noch über ein ordentliches Stück Fleisch freuen kann. Spätestens nach dem Braten muß sie jedoch feststellen, daß ihr Fleisch deutlich geschrumpft ist. Das überflüssige Wasser ist längst ausgetreten und verdampft.

Formfleisch ist geformter Fleischabfall

Biofleisch und Formfleisch: Das sind die beiden Extreme im Fleischangebot. Formfleisch ist geformter Fleischabfall, Biofleisch dagegen die gesündeste und leckerste Fleischqualität.

Noch unübersichtlicher wird es, wenn Formfleisch aus der Kühltruhe gekauft wird. Üblicherweise werden darin Fleischabfälle und ansonsten nicht verkäufliche Abfälle zu appetitlichen Stücken geformt, die dem Konsumenten den Eindruck vermitteln, »zarte Fleischteile« zu verzehren – was nicht der Fall ist.

Merkmale von Biofleisch

Sehr gutes Fleisch zeichnet sich dadurch aus, daß es nicht zu mager ist, es kann ruhig mit schmalen Fettablagerungen durchwachsen sein. Es zeigt eine rosige Farbe und verliert vor allem durch das Braten kaum an Größe. Es verströmt dabei einen herzhaften Duft.
Wer einmal Fleisch vom Biobauern genossen hat, der weiß erst, was er in den vergangenen Jahren an Genuß entbehren mußte. Deshalb gehen einige Hausfrauen bereits einmal im Monat dazu über, sich diesen Luxus zu gönnen.

Biofleisch: Doppelt so teuer – doppelt so gut

- Generell ist deshalb zu empfehlen, keine Fleischfertigprodukte zu kaufen.
- Kaufen Sie das Fleisch im ganzen, und Sie können die Verarbeitung selbst bestimmen.
- Ideal ist es, das Fleisch beim Biobauern zu besorgen, der die Tiere noch nach biologischen Gesichtspunkten mästet. Diese Tiere fressen etwa doppelt soviel und brauchen doppelt so lange, um ihr Zielgewicht zu erreichen, wie das Vieh aus gesteuerten Mastbetrieben. Wenn das Fleisch beim Biobauern doppelt so teuer ist, dann hat das also seine Berechtigung.

Tschernobyl läßt grüßen

Liebhaber von Wild sollten bedenken, daß die Cäsiumwerte als Spätfolge des Reaktorunglücks in Tschernobyl noch immer erhöht sind, vor allem in Bayern. Deshalb sollten Sie den Wildbraten selten und nur in kleinen Portionen genießen.

Innereien sind hoch belastet

Aber auch Innereien wie Leber und Nieren sind stark mit Schwermetallen belastet. Daher sollten Sie diese Innereien nicht mehr essen.

Empfehlung zu Fleisch

- Kaufen Sie – im Idealfall – ihr Fleisch beim Biobauern und nicht im Supermarkt ein.
- Gönnen Sie sich den Luxus von Biofleisch zumindest zu besonderen Anlässen.
- Essen Sie lieber nur halb so große Fleischportionen vom Biobauern als die doppelte Portion überwässertes Fleisch unbekannter Herkunft.
- Gutes Fleisch hat zarte Fettstreifen eingelagert und schrumpft nicht beim Braten.
- Stehen Sie lieber beim Metzger an, und lassen Sie sich das Fleisch von ihm nach Wunsch zuschneiden, anstatt das nächstbeste Stück Fleisch aus der Fleischtheke im Supermarkt mitzunehmen.
- Tip für berufstätige Menschen in Zeitnot:
  Kaufen Sie am Wochenende Ihren gesamten Wochenbedarf an Fleisch- und Wurstwaren beim Metzger frisch.
  Sie können das Fleisch dann portionsweise einfrieren. Das ist gesünder als in PVC-Folie verpacktes Fleisch.
- Beschränken Sie den Genuß von Wildgerichten.
- Vermeiden Sie generell Innereien wie Leber und Niere vom Wild auf Ihrem Speisezettel.
- Vermeiden Sie fertige Fleischgerichte, z. B. Hackbraten oder »Delikateß-Formschinken«, deren genaue Zusammensetzung Sie nicht kennen.

Nebenstehende Empfehlung gibt Ihnen Informationen und Tips zum Einkauf von Fleisch beim Metzger und Biobauern.

Prüfung der Fischqualität

Weder Fisch noch Fleisch?

Für Fisch gilt ähnliches wie für Fleisch. Die Mäster erhöhen durch Einsatz bestimmter chemischer Substanzen die Geschwindigkeit der Gewichtszunahme und steigern das maximal erreichbare Gewicht der Fische. Im Prinzip werden bei der Vieh- und bei der Fischzucht die gleichen Substanzen eingesetzt. Mastfisch hat eine geringere Geschmacksqualität als Fisch aus einer Biozucht.

Nur frischen Fisch

Bei Fisch ist die Frische oberstes Gebot. Im Zweifelsfall sollten Sie lieber eingefrorene Ware bevorzugen statt überlagerten Fisch. Grundsätzlich ist auch hier zu raten:

- Wechseln Sie öfter zwischen See- und Süßwasserfisch.
- Bei Seefischen sollten Sie die langlebigen Sorten wie Hai und Thunfisch eher meiden.
- Süßwasserfische sind am besten, wenn Sie sie direkt von einem Ihnen bekannten Biofischzüchter kaufen können. Hier sollten eher die Raubfische, wie z. B. Hecht, gemieden werden.

Die geliebten Fischstäbchen

Die so heiß geliebten Fischstäbchen werden manchmal aus Fischabfällen hergestellt. Kaufen Sie lieber frisches Fischfilet, und schneiden Sie selbst die Stäbchen heraus. Panieren – braten – hmm!

Wurden Masthilfen zur Fischzucht eingesetzt, so ist ebenso wie beim Fleisch ein Wasserverlust zu beobachten. Da Fischabfälle gerne in gepreßter und besonders aufbereiteter Form, mit vielen Hilfsmitteln vermischt, angeboten werden, ist auch hier ein filetiertes Fischstück vorzuziehen. Die von Kindern viel geliebten Fischstäbchen können Sie auch selber herstellen, indem Sie schmale Fischstücke panieren. Dies ist zwar aufwendiger, aber führt sicherlich zu einem schmackhafteren Ergebnis.

Wenn Fische in verschmutzten Gewässern aufgewachsen sind, so kann es sein, daß jemand mit einer feinen Nase Fremdgerüche erkennt. In diesem Fall ist von Kauf oder Verarbeitung des Fisches abzuraten.

Sicherlich ist es heute nicht einfach, einen Fischhändler mit guter Ware zu finden. Mit Geduld und Glück können Sie Ihr Ziel aber sicher erreichen.

Fische liefern Jod

Der Verzehr von Fisch ist in Deutschland leider noch immer zu gering. Wir brauchen dringend das in ihm enthaltene Jod. Deutschland gehört noch zu den Jodmangelgebieten.

Fisch enthält viel Jod. Das ist vor allem im Jodmangelgebiet Deutschland von hoher Bedeutung. Aber wechseln Sie oft die Fischart, und vermeiden Sie zuviel Thunfisch.

Freitag ist Fischtag

Frischer Fisch, mit Jodsalz und etwas Zitrone zubereitet, ist nicht nur eine lecker-leichte Mahlzeit, er ist auch eine gesunde und willkommene Auffrischung Ihrer Jodreserven. Ein bißchen Petersilie dazu, denn das Auge ißt auch mit. So ein Gericht einmal pro Woche wäre sehr zu empfehlen. Warum sollten Sie nicht die alte Tradition des Fischgerichts am Freitag wiederaufnehmen?

Empfehlung zu Fisch

- Kaufen Sie idealerweise frischen Fisch, am besten bei einem Ihnen bekannten Biofischzüchter.
- Sofern schon sein Geruch sein Alter erahnen läßt, sollten Sie lieber darauf verzichten.
- Im Zweifelsfall ist tiefgefrorener Fisch besser als ein Fisch, über dessen Lagerungsalter Sie sich nicht sicher sind.
- Wählen Sie für ihren Menüplan abwechselnd See- und Süßwasserfische aus. Essen Sie nicht einseitig immer die gleiche Fischsorte.
- Vermeiden Sie den regelmäßigen Konsum von langlebigen Seefischen (z.B. Hai oder Thunfisch) und von Raubfischen aus dem Süßwasser (z.B. Hecht).
- Deutschland ist nach wie vor Jodmangelgebiet. Von diesem Mineralstoff hat vor allem Meeresfisch reichlich.
- Fertig panierte Fischpreßlinge sind zwar zeitsparend, gaukeln aber dem Verbraucher Qualität vor, die sie nicht haben.
- Verlassen Sie sich auf ihre Nase beim Kauf oder der Zubereitung des Fisches.
- Sie können zwar keine Blei- oder Quecksilberbelastung riechen, aber zumindest Abweichungen von der üblichen Qualität, erkennbar am Fremdgeruch.

Überdüngung von Pflanzen

Merkmale des EU-Apfels

Die Bürokratie der Europäischen Union regelt viel, manchmal zuviel. Zahlreiche Eigenschaften von Obst und Gemüse sind längst normiert. Der Vitamingehalt eines Apfels gehört jedoch nicht zu den Qualitätsmerkmalen der EU-Normen. Es sind rein optische, also mit den Augen erfaßbare Dinge, wie z. B. Größe, Farbe oder Makellosigkeit. Deshalb haben sich die Züchter diesem Umstand angepaßt und produzieren möglichst große Äpfel mit normierter Farbzeichnung. Sie können nahezu sicher sein: Je größer, schöner und künstlicher ein Apfel aussieht, um so weniger Vitamine enthält er, und um so mehr Schadstoffe stecken in ihm.

Wassertomaten durch Düngung

Die Größe wird im wesentlichen durch Düngung erreicht. Ähnlich verhält es sich mit anderen Obst- und Gemüsesorten. Ob die Tomate noch nach Tomate schmeckt oder nicht, spielt für die Qualitätsbeurteilung durch die EU keine Rolle. Heute kann der Bauer Obst und Gemüse auch auf schlechteren Böden anbauen, die früher ohne Hilfsmittel wenig ertragreich waren.

Auch auf schlechteren Böden können heute mit Hilfe von viel Kunstdünger Pflanzen angebaut werden. Die Folgen sind jedoch unausbleiblich: Die Geschmacksqualität nimmt ab, und die Pflanze wird höher mit Schadstoffen belastet.

Die Folgen der Monokultur

Heute gleicht der Landwirt häufig die schlechtere Bodenqualität durch Einsatz von Kunstdünger aus. Werden jetzt aber Äpfel auf einem durch Monokultur ausgelaugten Boden angebaut und nur noch durch Kunstdünger zum Wachsen gebracht, so beeinflußt dies zweifelsohne ihren Geschmack. Vergleichbare Prozesse laufen bei anderen Pflanzenarten ab.

Kadmium im Weizen

Weizen, der auf ungeeignetem Boden angebaut wurde, lagert deutlich mehr an Kadmium ein als auf guter Erde, die den gleichen Kadmiumgehalt hat.

Die Ursache liegt darin, daß die Pflanze in Mangelsituationen, wenn ihr lebensnotwendige Mineralstoffe fehlen, als zweite Wahl sozusagen, ähnliche Moleküle – in diesem Fall Kadmium – aufnimmt.

Giftige Tomaten aus dem Treibhaus

Einen Extremfall stellen Treibhaustomaten dar. Diese werden mit Erdgas beheizt und mit Kunstdünger zum Wachsen gebracht. Es reifen große rote Tomaten heran, die dem Auge Qualität suggerieren. Diese so gewachsenen Tomaten haben den höchsten Gehalt an giftigen Schwermetallen im Vergleich zu den auf freiem Feld gewachsenen Pflanzen.
Treibhausgemüse ist also doppelt geschädigt: zum einen durch erhöhte Belastung mit Schwermetallen und zum anderen durch einen verringerten Vitamin- und Nährstoffgehalt.

Aussehen und Qualität bei Obst und Gemüse müssen nicht übereinstimmen. Wenn Sie aber Ihrem eigenen Geschmack vertrauen, dann liegen Sie fast immer richtig. Guter Geschmack zeigt meist auch gute biologische Qualität an.

Der Geschmack bürgt für Qualität

Wie können Sie als Verbraucher nun die Qualität erkennen?
Wissenschaftliche Untersuchungen an verschiedenen Gemüse- und Obstsorten belegen, daß ein hervorragender Geschmack mit einem hohen Gehalt an essentiellen Nährstoffen einhergeht.
Der Verbraucher sollte sich deshalb ruhig der Hilfsmittel bedienen, die er von Natur aus hat – nicht nur seiner Augen, sondern auch der Nase.

Goethe und die menschliche Wahrnehmung

Goethe schrieb zu diesem Thema: »Der Mensch an sich selbst, insofern er sich seiner gesunden Sinne bedient, ist der größte und genaueste Apparat, den es geben kann, und das größte Unheil der neueren Physik, daß man die Experimente gleichsam vom Menschen abgesondert hat und bloß mit dem, was künstlich Instrumente zeigen, die Natur erkennen, ja, was sie leisten kann, dadurch beschränken und beweisen will.«

Vertrauen Sie Ihren Sinnen!

Der Mensch kann den Geschmack letztlich erst voll durch das Zusammenwirken von Zunge und Nase erfassen. Die Zunge bietet nämlich nur die Möglichkeit, zwischen süß, sauer, salzig und bitter zu unterscheiden. Alle anderen Geschmacksempfindungen werden von den Riechzellen der Nase wahrgenommen.

Tip zum Apfelkauf
Kaufen Sie Äpfel, die noch nach Äpfeln schmecken!
Das ist ein erster Anhaltspunkt, daß Sie nicht überdüngt sind.

Obst ist nicht gleich Obst

Ein Apfel der Sorte Berlitsch hat einen deutlich höheren Nährstoffgehalt als ein Morgenduftapfel. Ersterer gilt als Apfel mit feinem Fruchtaroma, letzterer reizt unsere Geschmacksrezeptoren fast nicht mehr. Obst ist also nicht gleich Obst und Gemüse nicht gleich Gemüse.

Riechen Sie doch mal!

Der beste und zuverlässigste Qualitätstest ist Ihre Nase. Dieses Organ läßt sich nur schwer hinters Licht führen. Prüfen Sie deshalb die Ware erst einmal am Geruch. Lassen Sie abgepacktes und zellophanverschweißtes Obst liegen.

Verlassen Sie sich wieder mehr auf Ihren Geruchssinn. Unsere Vorfahren waren darauf angewiesen, da sie keine technischen Möglichkeiten hatten, die Qualität eines Nahrungsmittels zu bewerten.

Empfehlung zu überdüngtem Obst und Gemüse

- Kaufen Sie Freilandgemüse.
- Wählen Sie am besten Gemüse der Saison.
- Vermeiden Sie Treibhausware, die im Winter produziert wird.
- Wählen Sie einheimische Obst- und Gemüsesorten: Eingeflogene Früchte aus fernen Ländern haben einen langen Transportweg hinter sich. Für diesen Transport wurden sie chemisch geschützt.
- Anzeichen von Überdüngung sind:
  Wäßriger Geschmack.
  Schnelles Faulen von Obst und Gemüse.
- Verlassen Sie sich auf ihre Nase. Ihre Geschmackszellen können die Nährstoffqualität einer Frucht oft besser erfassen als aufwendige Analysegeräte.
- Nur ein Apfel, der noch nach Apfel schmeckt, enthält ausreichend Vitalstoffe.
- Gleiches gilt auch für die übrigen Obst- und Gemüsesorten.

Pflanzenschutzmittel

Pestizide und Resistenz

Um die Ernte nicht zu gefährden, werden heute regelmäßig sogenannte Pestizide eingesetzt, die gegen Schädlinge gerichtet sind. Durch die in langen Jahren umfangreich betriebenen Monokulturen konnten sich Schädlinge immer wieder behaupten und sogar Resistenzen (d.h., das Pflanzenschutzmittel wirkt nicht mehr) gegen die Pestizide entwickeln.

Vorteile des Fruchtwechsels

Beim früher üblichen, jährlichen Fruchtwechsel schlüpften die Nachkommen der Schädlinge im Folgejahr aus, wo sie jedoch aufgrund der jetzt geänderten Pflanzenwelt keine optimalen Lebensbedingungen vorfanden und deshalb zugrunde gingen.
Da durch den Einsatz von Pestiziden nicht alle Schädlinge abgetötet werden, sondern in der Regel einige überleben, können deren Nachkommen im Folgejahr die gleichen Früchte vorfinden, wenn kein Fruchtwechsel stattfand, und sich üppig vermehren.

Ein Teufelskreis beginnt

Je öfter diese Abfolge aus Schädlingsbefall und Pestizideinsatz praktiziert wird, um so eher besteht die Wahrscheinlichkeit, daß sich resistente Nachkommen entwickeln, die durch die verwendeten Pestizide nicht mehr abgetötet werden können. Nehmen die Schädlinge zu, dann setzen die Landwirte noch mehr Pestizide ein, was irgendwann jedoch nichts mehr nützt, hingegen den Pflanzen immer mehr schadet. Ein Teufelskreis beginnt.

Mit dem Einsatz von Pestiziden (Schädlingsbekämpfungsmitteln) beginnt ein Teufelskreis: Je mehr Pestizide, um so widerstandsfähiger werden die Schädlinge gegen dieses Gift – und um so mehr Gift ist wiederum nötig.

Vorschriften kontra Realität

Wenn die Biozide exakt nach den Vorschriften der Hersteller eingesetzt werden, dann sollten kaum noch Rückstände an den Pflanzen vorhanden sein. Es kommt jedoch immer wieder vor, daß die Bauern sich nicht daran halten wollen oder können. So sollten Weintrauben nicht noch kurz vor der Ernte eingesprüht werden – spätestens zwei Wochen vorher muß damit aufgehört werden. Im Idealfall wäscht Regen noch den Rest ab.

Weintrauben werden im Laufe der Reifung mehrfach mit Pestiziden gespritzt. Normalerweise wird dies mindestens zwei Wochen vor der Lese beendet, so daß die Chemikalien noch durch den Regen wieder abgewaschen werden können und der Wein später problemlos gären kann.

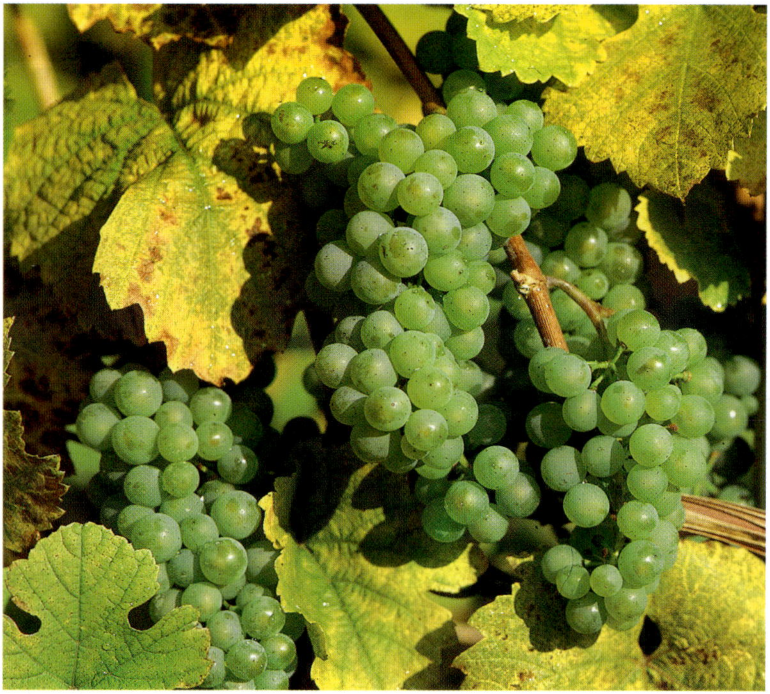

Fehlerhafte Weingärung

Werden Weintrauben jedoch noch kurz vor der Lese gepritzt, dann kann es passieren, daß die Gärung der Trauben wegen der daran haftenden Pestizidrückstände nicht in Gang kommt. Die Gifte töten wichtige Hefekulturen ab, ohne die es zu keiner Umwandlung des Zuckers in Alkohol kommt. Damit kann eine ganze Weinernte zunichte sein, weil der nachträgliche Zusatz von Hefekulturen eigentlich verboten ist.

Apothekenton: So nennt man den muffigen Geruch, der manchmal an Obst und Gemüse haftet. Er deutet auf hohe Rückstände von Pestiziden hin.

Was bedeutet »Apothekenton«?

Verbraucher beklagen manchmal, daß an Obst und Gemüse ein muffiger Geruch wahrzunehmen sei. Experten nennen dies Apothekenton. Es ist ein Hinweis auf erhebliche Rückstände von Pestiziden. Auch der Geschmack kann beeinträchtigt sein, wie dies schon bei Überdüngung zu beobachten ist.

Späte Auswirkungen

Manchmal taucht der Fremdgeschmack erst bei oder nach der Verarbeitung auf. Beispiel: Frisches Weißkraut kann vom Geruch her in Ordnung sein. Machen Sie jedoch Sauerkraut daraus, dann kann sich der Fremdgeruch zeigen.

Geringerer Vitamingehalt

Neben der Beeinträchtigung des Geschmacks bzw. des Geruchs fanden Wissenschaftler auch noch einen deutlich herabgesetzten Vitamingehalt bei Obst und Gemüse, die mit Pestiziden behandelt wurden. Am deutlichsten reagiert Vitamin B1 (Thiamin).

- Vitamin B1: minus 70 Prozent
- Beta-Karotin: minus ein Drittel
- Nikotinsäure: minus ein Viertel

Mit Pestiziden behandeltes Obst und Gemüse hat deutlich weniger Vitamine als normal. Besonders das wichtige »Nervenvitamin« B1 (Thiamin) ist um bis zu 70 Prozent reduziert.

Das empfindliche Vitamin B1

Vitamin B1 wird auch gerne als Nervenvitamin bezeichnet. Es ist besonders empfindlich gegenüber Hitze und wird durch lange Lagerung zerstört. Der Mensch hat einen erhöhten Bedarf an diesem Vitamin, wenn er unter Streß steht. Sicherlich stellt der Einsatz von Pestiziden eine besondere Streßsituation für die Pflanzen dar. In der Folge reagiert der empfindlichste Nährstoff zuerst: Der Vitamin-B1-Gehalt sinkt dadurch am meisten.

Empfehlung zu Pfanzenschutzmitteln

- Riechen Sie an Obst und Gemüse. Wenn ihnen ein artfremder Geruch anhaftet, dann verzichten Sie auf den Kauf.
- Herbizide und Pestizide mindern den Vitamingehalt in Obst und Gemüse.
- Taucht ein untypischer Geruch erst beim Verarbeiten von Obst oder Gemüse auf, so gilt auch hier: Vermeiden Sie den regelmäßigen Verzehr dieser Nahrungsmittel.
- Versuchen Sie, wenigstens einen Teil ihres Gemüses oder Obstes aus kontrolliertem Anbau zu kaufen – damit Ihr Geldbeutel nicht zu sehr belastet wird.

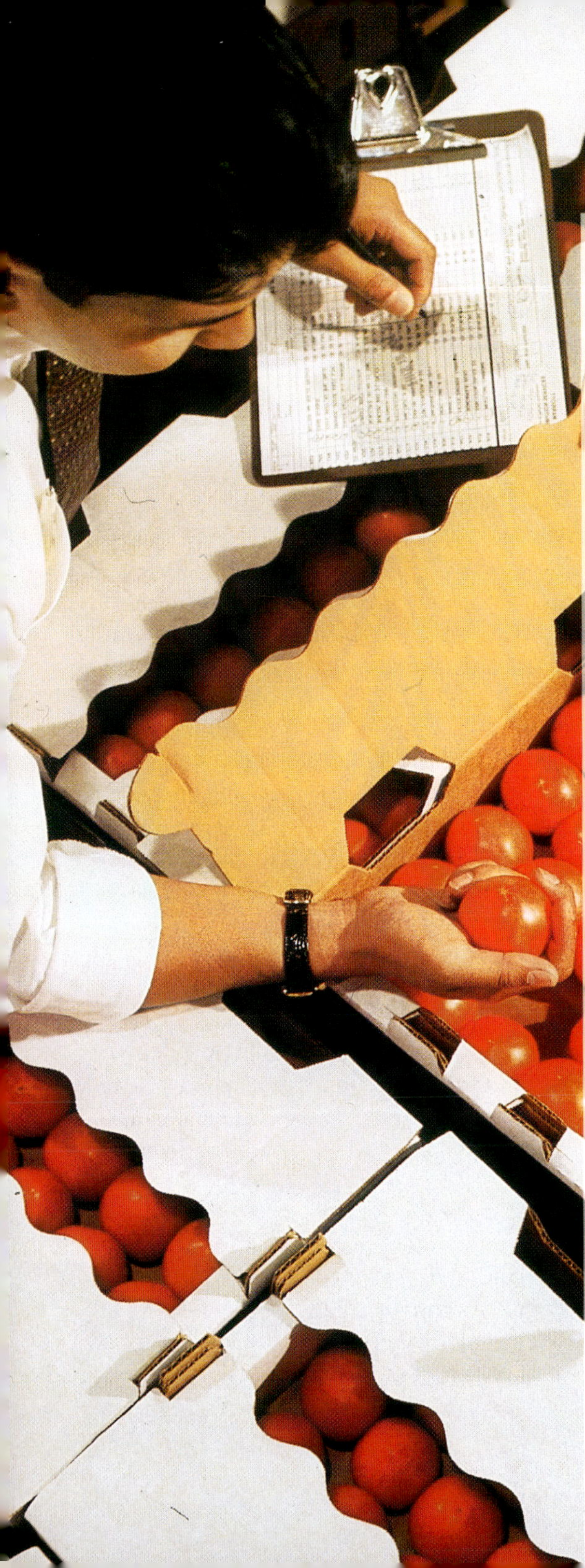

RISIKEN DURCH ESSENSGIFTE

Der Traum von reinen und unbelasteten Lebensmitteln ist heute nicht wahr – und war es wohl auch noch nie. Schon seit jeher bargen Lebensmittel ein Risiko für die Menschen: Natürliche Gifte, Verunreinigungen, z.B. durch Salmonellen und verdorbene Lebensmittel, führten oftmals zu Vergiftungen und sogar zum Tod. Dazu kommen heute die künstlichen Lebensmittelgifte: Pestizide, Schwermetalle und andere Rückstände mindern den Wert der Nahrung erheblich. Zusätzlich vergiften sich Menschen aber auch freiwillig: mit zuviel Alkohol, Nikotin und Tabletten.

Natürliche Schadstoffe

Verdorbene Nahrungsmittel

Zu den natürlichen Schadstoffen in den Lebensmitteln zählen folgende zwei Gruppen:

- Die durch Verderben entstehenden Gifte
- Die sogenannten nativen Schadstoffe.

Native Schadstoffe

Native oder auch natürlicherweise vorkommende Schadstoffe werden erst dann zu einem gesundheitlichen Problem für den Menschen, wenn wir uns einseitig ernähren oder bestimmte Zubereitungsvorschriften nicht beachten. Native Schadstoffe bilden heute kein nennenswertes Risiko mehr, da – dank der zahlreichen Lebensmittelkontrollen – in der Regel nur noch gut Genießbares in den Regalen der Lebensmittelläden zu finden ist.

Vergiftungen durch Giftpflanzen sind heute nicht mehr das Hauptproblem. Die meisten Vergiftungen der Gegenwart geschehen mit Arznei- und Haushaltsmitteln. Wenn Sie jedoch Pflanzen selbst sammeln, dann sollten Sie auch die notwendigen Pflanzenkenntnisse besitzen.

Statistik der Vergiftungen

Es ist noch gar nicht so lange her, daß in Hungersnöten auch unbekannnte Pflanzen und Wurzeln verspeist wurden, was teilweise schneller als der Hunger zum Tod führte.
Laut Statistik spielen Vergiftungen durch Pflanzen heute nur noch eine untergeordnete Rolle. Es sind ca. zehn Prozent. Bei Kindern stehen giftige Pflanzen, z. B. der Verzehr der Tollkirsche, jedoch an dritter Stelle. Spitzenreiter der Vergiftungsursachen sind Arznei- und Haushaltsmittel.

Vorsicht bei Experimenten!

Seit kurzem ist wieder ein leichter Anstieg, vor allem bei Erwachsenen, zu beobachten. Alternative Ernährungsweisen finden immer mehr Anhänger, die ab und zu auch im Übereifer die Landschaft nach Genießbarem durchstreifen. So kann es dann schon vorkommen, daß statt Bärlauch die ähnlich aussehende giftige Herbstzeitlose verspeist wird. Bei solchen gutgemeinten Aktionen sind auch schon Todesfälle aufgetreten.

Immer wieder kommt es zu Salmonellen-Vergiftungen: Dagegen hilft nur höchste Hygiene in Restaurants, Kantinen und bei Lebensmittelherstellern. Andere Vergiftungen, z.B. durch Schimmelpilze, sind dagegen im Rückgang begriffen.

Schimmelpilze

Durch den Einsatz von Kühlschrank, Konservierungsstoffen sowie Lebensmittelkontrollen tritt die akute und chronische Vergiftung durch Schimmelpilze und deren Sporen in unseren Breitengraden praktisch nicht mehr auf. Schimmelpilze und ihre Sporen sind in geringen Mengen immer auf Nahrungsmitteln zu finden. Durch richtigen Transport, gute Lagerung und Verarbeitung gelingt es heute, die Vermehrung der Sporen zu unterdrücken.

Salmonellen

Die meisten Vergiftungen durch Nahrungsmittel werden heute durch Keime ausgelöst, in erster Linie von Salmonellen. Trotz Überwachung von Restaurants und Lebensmittelherstellern nehmen die Salmonellen derzeit, vor allem in der warmen Jahreszeit, zu. Auch andere Keime, wie z.B. Kolibakterien, führen immer wieder zu Beschwerden wie Bauchkrämpfen, Koliken und Durchfällen. In der Regel ist mangelnde Hygiene die Ursache.

Risikobewertung zu Mykotoxinen

Die Risiken, durch Mykotoxine (Pilzgifte), Keime oder schädliche sekundäre Pflanzenstoffe einen Gesundheitsschaden zu erleiden, sind bei Beachtung folgender Vorsichtsmaßnahmen sehr gering:

- Rohes Fleisch nicht neben Gemüse verarbeiten, das roh verzehrt werden soll.
- Vermeiden Sie, Fleisch und Fisch roh zu essen. Auch der Besuch in einem japanischen Sushi-Restaurant sollte die Ausnahme bleiben.
- Regelmäßiges, häufiges und sorgfältiges Händewaschen ist bei der Verarbeitung von Lebensmitteln Pflicht.
- Dies gilt insbesondere für Küchenpersonal nach dem Besuch der Toilette.
- Waschen Sie Obst und Gemüse sorgfältig vor der Verarbeitung, auch wenn Sie keinen Schmutz erkennen können.
- Lassen Sie frisch zubereitete Nahrungsmittel, wie z.B. Kartoffelsalat, nicht stundenlang im Warmen stehen.
- Essen Sie keine verschimmelten Lebensmittel: Wegschneiden genügt nicht. Werfen Sie alles weg!
- Keine unreifen Früchte verzehren!

Schadstoffe	Vorkommen	Verarbeitungsvorschrift
Enterotoxine aus Staphylokokken	Vermehrung durch Wärme in eiweiß- und kohlenhydratreichen Lebensmitteln	Magen-Darm-Beschwerden mit Koliken und Durchfällen ca. ein bis sechs Stunden nach dem Verzehr.
Lactobacillus casei Wandelt Histidin in Histamin um (biogenes Amin)	In Fischkonserven (vor allem Makrelen), Käse (Emmentaler, Cheddar, Schweizer Käse, Blauschimmel)	Eine Stunde nach dem Verzehr kommt es zu Übelkeit, Sodbrennen, starken Leibschmerzen, Schwindel und Kopfschmerzen; bei Histaminmengen bis 100 mg klingen die Beschwerden nach einigen Stunden wieder ab. Bei schwerer Vergiftung treten noch Juckreiz, Hautausschlag und Atemnot durch Krämpfe in den Bronchien auf.
Listerien (Vermehren sich auch im Kühlschrank)	In roher Milch, auf Käse und auf rohem Fleisch	Die Infektion kann bei geschwächten Personen zu einer gefährlichen Hirnhautentzündung führen. Erkrankungen treten bei mangelnder Hygiene im Umgang mit Lebensmitteln auf. Verarbeiten Sie nicht rohes Fleisch neben frischen Paprikaschoten, die Sie danach im Rohzustand knabbern!
Salmonellen	In mit Salmonellen infiziertem Fleisch; auf Lebensmitteln, die durch Salmonellenausscheider verarbeitet wurden	Brechdurchfälle nach sechs bis zwölf Stunden, hohes Fieber; es kann drei bis vier Tage dauern, bis das Fieber eintritt.
Schimmelpilzgifte (z. B. Aflatoxine usw.) Siehe auch Seite 54/55	In Erdnüssen, Paranüssen, gemahlenen Mandeln, in Spuren auf allen Lebensmitteln	Akute Vergiftung mit hohen Dosen kann zu Leberversagen führen. Der chronische Verzehr von verschimmelten Lebensmitteln kann Lebertumore und Leberzirrhosen verursachen; stillende Mütter, die verschimmelte Lebensmittel essen, übertragen die Gifte über die Muttermilch auf den Säugling (so in Indien geschehen).

Natürliche Schadstoffe in Pflanzen	Vorkommen	Hinweise und Empfehlungen	Beschwerden
Alkaloide z. B. Solanin	In Kartoffeln, Tomaten	Grüne Stellen wegschneiden; das Kochwasser von Kartoffeln wegschütten (Solanine sind hitzebeständig und gut wasserlöslich)	Erbrechen, Durchfall, Krämpfe.
Antrachinon	In Rhabarberblättern, in Abführmitteln (Sennae folium)	Vom Rhabarber dürfen nur die Stengel gegessen werden	Chronische Vergiftungen äußern sich mit Erbrechen, Krämpfen, Leber- und Nierenschäden. Reizungen erhöhen die Durchlässigkeit der Darmschleimhaut; haben eine krebsfördernde Wirkung.
Biogene Amine Tyramin, Tryptamin, Phenylethylamin, Cadaverin, Putrescin	Entstehen bei der Reifung von Käse aus Aminosäuren; auch in Chianti-Weinen enthalten sowie in aus Hefe hergestellten Brotaufstrichen	Käse zusammen mit Chianti-Wein bei Bluthochdruck meiden	Tyramin steigert den Blutdruck, Phenylethylamin führt zu Kopfschmerzen, Schwindel und Übelkeit; Alkohol verstärkt die Aufnahme der biogenen Amine.
Cumarin	Vor allem im Waldmeister; in kleiner Konzentration enthalten in: Datteln, Erdbeeren, Brombeeren, Aprikosen, Kirschen	Vorsicht bei Einnahme des Medikamentes Marcumar (zur Hemmung der Blutgerinnung)	Hemmt die Blutgerinnung.
Erucasäure	In Rapsöl (wird in Italien anstelle des teuren Olivenöls verwendet)	Rapsöl meiden	Führt beim Tier (Ratte) zu starker Fettablagerung im Herzmuskel.

Natürliche Schadstoffe in Pflanzen	Vorkommen	Hinweise und Empfehlungen	Beschwerden
Glykoside z. B. blausäurehaltige Glykoside	In Bittermandeln, Bambussprossen	Durch Zerkleinern oder Quetschen sowie anschließendes Wässern und Weggießen des Wassers kann ein großer Teil der Blausäure entfernt werden	Fünf bis zehn Stück Bittermandeln können bei Kleinkindern tödlich sein; chronische Vergiftungserscheinungen sind: spastische Muskelschwäche, Amblyopie (Schwachsichtigkeit).
5-Hydroxitriptamin (Serotonin)	In Bananen, Walnüssen, Tomaten	Bei Bluthochdruck Verzehr einschränken	Steigert den Blutdruck; bei regelmäßigem täglichem Verzehr von zwei Bananenmahlzeiten, kann es zu einer Herzerkrankung (Myokardfibrose) kommen.
Kalamusöl	In Bitterlikören	Bitterliköre mit Kalmusöl meiden	Führt im Tierversuch zu Dünndarmkrebs; in USA verboten; in der EU hingegen erlaubt.
Kropfbildende Substanzen verdrängen Jod von der Schilddrüse	In Gartenkresse. verschiedenen Kohlarten, Rettich	Erhitzen verringert den Glukosinolatgehalt	Der einseite und extrem hohe Verzehr von diesem Gemüse kann bei gleichzeitigem Jodmangel zur Kropfbildung führen.
Lathyrogene	In Kicher- und Platterbsen	Sieden der Samen in viel Wasser (danach Wasser wegschütten oder Samen rösten)	Ist Ursache für den sogenannten Lathyrismus; in Europa selten, in Indien noch immer häufig; regelmäßiger und häufiger Verzehr führt zu folgenden Störungen: krampfartige Lähmung der Beine, Mastdarm- und Blasenlähmung. Eine eiweißreiche Kost kann die Giftwirkung abschwächen.

Natürliche Schadstoffe in Pflanzen	Vorkommen	Hinweise und Empfehlungen	Beschwerden
Lektine	In Hülsenfrüchten	Erhitzen zerstört Lektine, keine rohen Hülsenfrüchte essen	Schwere Durchfälle, Schädigung der Darmschleimhaut, Leberzellschädigung, Herzmuskelschwäche.
Myristicin	In Muskatnuß	Sehr wenig davon verwenden	Halluzinationen, Erregbarkeit, Denkfähigkeit herabgesetzt; Engstellung der Pupillen. Muskatpulver von zwei ganzen Nüssen ist für kleine Kinder tödlich.
Oxalsäure	In Spinat, Sellerie, rote Bete	Nur bei Neigung zu kalziumoxalathaltigen Nierensteinen meiden	Oxalsäure kann bei vorbelasteten Personen zusammen mit Kalzium das Kalziumoxalat bilden. Daraus können Nierensteine entstehen.

Risiken durch natürliche Schadstoffe sind gering

Wie die vorstehende Tabelle zeigt, sind im Vergleich zu den Gefahren durch künstliche Schadstoffe (siehe Seite 115f.) die Risiken durch natürliche Giftstoffe in Lebensmitteln verschwindend gering.
Von den Vergiftungen im engeren Sinn (etwa durch bestimmte Pilzarten) einmal abgesehen, können Sie die meisten unangenehmen Folgen vermeiden, wenn Sie

- Sich einigermaßen ausgewogen ernähren
- Die gängigen Zubereitungsregeln beachten.

Voraussetzung ist allerdings, daß Sie im Großen und Ganzen gesund sind – bei Bluthochdruck etwa sollten Sie weniger Bananen, Walnüsse und Tomaten essen und die Kombination von bestimmten Käsesorten mit Chianti meiden.

Künstliche Schadstoffe

Risiken durch Äthanol (C_2H_5OH)

In Maßen gesund ...

Äthanol, auch als Alkohol bezeichnet, gehört zu den Substanzen in den Nahrungsmitteln, die freiwillig und gerne verzehrt werden. Auch hier gilt: Die Menge entscheidet über die Giftigkeit. Zwei Bier pro Tag oder ein Glas Wein sind sogar der Gesundheit förderlich. Mehr schadet auf Dauer.

Zwitter Alkohol: Zwei Bier oder ein Glas Wein steigern zweifellos Ihr Wohlbefinden und Ihre Gesundheit. Allzuviel ist jedoch auch hier ungesund.

... im Übermaß krank machend

Der regelmäßige Konsum hoher Mengen Äthanol ist nach wie vor das größte sozialmedizinische Problem. Schätzungen gehen von derzeit ca. 2,5 Millionen Alkoholabhängigen in Deutschland aus. Das Gesundheitsrisiko umfaßt dabei sowohl die Erkrankung der Leber bis hin zur Leberzirrhose als auch das Risiko, an Krebs zu erkranken. Dazu kommen die sozialen Probleme im Familien- und Freundeskreis sowie die psychologische Suchtgefahr.

Vom oxidativen Streß zum Krebs

Das eigentliche Gift ist ein Abbauprodukt des Alkohols: Azetaldehyd. Dieses Stoffwechselprodukt verbindet sich mit Glutathion, dem wichtigsten, vom Körper selbst gebildeten Radikalefänger, und macht dieses dadurch unwirksam. Selbst Reparaturenzyme, die Schäden an der Erbsubstanz im Zellkern reparieren, werden geschädigt. Als Folge kann die Zelle entarten. Es bildet sich somit bei regelmäßigem, hohem Alkoholkonsum leichter Krebs.
Durch den Abbau des Äthanols im Körper entstehen auch vermehrt freie Radikale, die durch ausreichende Vitamine neutralisiert werden müssen. Da gerade Alkoholkranke unausgewogen und wenig essen, ist die Vitaminversorgung bei gleichzeitig gesteigertem Bedarf schlecht. Der durch diese erhöhte Radikalebildung auftretende »oxidative Streß« wird u.a. als Ursache für den alkoholischen Leberschaden gesehen.

Die sozialmedizinischen Schäden des Alkohols sind immens: Zuviel Alkohol ist schädlicher als viele Umweltschadstoffe. Lesen Sie hier nach, welche Konsequenzen ein zu hoher und regelmäßiger Alkoholkonsum haben kann.

Die Folgen des Alkohols

Chronisch hoher Konsum von Äthanol schädigt die Samen- bzw. Eizellen. Äthanol durchdringt die Plazentaschranke, so daß das ungeborene Kind Schäden erleiden kann. Verzögerungen des Wachstums, Herzfehler und kleiner Kopf des Babys werden bei Schwangeren bereits bei einem Konsum von 30 Milliliter Alkohol (= 0,25 Liter Wein) pro Tag beobachtet. In Deutschland sind drei Promille (drei von 1000) Lebendgeborene von Alkoholschäden betroffen. Stillende Mütter sollten auf Alkohol verzichten, da Äthanol in die Muttermilch übergeht. Für den Erwachsenen bedeutet zuviel Alkohol:

- Krebsrisiko in Mundhöhle, Rachen und Speiseröhre
- Suchtgefahr.

Alkohol und falsche Ernährung

Zu hoher Alkoholkonsum und falsche Ernährung gehen oft Hand in Hand. Die Folgen können sein:

- Allgemeiner Vitaminmangel
- Verkleinerung der Hoden und herabgesetzte Spermienbildung
- Vitamin-A-Mangel
- Mangel roter Blutkörperchen durch Folsäuremangel
- Nervenschädigung durch Vitamin-B1-Mangel
- Eingeschränkte Vitaminresorption
- Kalzium- und Zinkmangel.

Checkliste: Alkohol

- Gesundheitliche Risiken durch zuviel Alkohol rangieren noch weit vor den Risiken durch Umweltschadstoffe.
- Schwangere, die regelmäßig Alkohol trinken, leben mit dem Risiko, das noch ungeborene Kind zu schädigen.
- Alkohol stört die Entwicklung der Keim- bzw. Eizellen.
- Der Vitaminbedarf steigt durch erhöhte Radikaleproduktion.
- Die Aufnahme von Kalzium, Zink, Vitamin B1, B12 und Folsäure sinkt.
- Gegen kleine Mengen Alkohol ist in der Regel nichts einzuwenden. Die Dosis macht die Giftwirkung aus!

Pestizide und Schwermetalle

Erbanlage und Summe der Gefährdungen

Pestizidrückstände in Lebensmitteln führen bei vielen Verbrauchern zu Bedenken hinsichtlich des gesundheitlichen Risikos. Bei der Aufnahme von unterschiedlichen Giften durch die Nahrung – Alkohol im Übermaß steht hierbei an erster Stelle! – handelt es sich um ein komplexes Geschehen, dessen Schädigung in der Summe von keinem Experten weltweit angegeben werden kann.

Letztendlich werden tagein, tagaus viele Risiken für die Gesundheit freiwillig und unfreiwillig in Kauf genommen. Ob das Risiko für den einzelnen in einen gesundheitlichen Schaden umschlägt, hängt zum einen von der ererbten Anlage ab, mit Fremdstoffen fertig zu werden, und zum anderen von der Summe der einzelnen gesundheitsfördernden und gesundheitsschädigenden Gewohnheiten. Hier kommen mehrere Faktoren zusammen.

Das Risiko des Rauchens

Dramatisch hoch erscheint die Zahl von 20000 Fällen von Krebserkrankungen, welche die US-Akademie der Wissenschaften 1988 auf den lebenslangen Verzehr von Pestizidrückständen zurückführte. Im gleichen Jahr verstarben hingegen 350000 US-Amerikaner – dies entspricht der Zahl der toten US-amerikanischen Soldaten im Zweiten Weltkrieg! – an den Folgen des Rauchens.

Rauchen verursacht mehr Todesfälle als viele Umweltschadstoffe. Dabei ist Rauchen eine freiwillig gewählte Gesundheitsbelastung!

Rauchen und falsche Ernährung

Rauchen ist ein freiwillig gewähltes Risiko! Rauchen und falsche Ernährung sind die wichtigsten Auslöser der häufigsten Todesursachen in der westlichen Welt, nämlich von Herz-Kreislauf-Erkrankungen und Krebs.

Freiwillige Pestizidbelastung

Zweifellos muß trotzdem jede Pestizidbelastung, die der einzelne unfreiwillig hinnehmen muß, kritisch bewertet werden. Der allzu sorglose Umgang mit Pestiziden und anderen schädlichen Chemikalien ist somit zu verurteilen.

Das Ziel der Industrie

Die chemische Industrie ist seit langem bestrebt, schneller abbaubare und für den Menschen ungefährliche Pestizide zu entwickeln. Daneben wird versucht, durch natürliche Schädlingsbekämpfung die Umweltbelastung weiter zu reduzieren. Heute gibt es rund 50000 Biozidpräparate, die auf ca. 600 Wirkstoffen basieren.

Nebenstehende Checkliste gibt Ihnen Informationen und Tips zum Thema der künstlichen Schadstoffe und Schwermetalle sowie über die in Deutschland verbotenen Umweltgifte.

Checkliste: Künstliche Schadstoffe und Schwermetalle

- Biozide mit langer Stabilität, wie sie vor allem früher eingesetzt wurden, sind überall in der Nahrungskette und damit im Menschen vorhanden. Biozidfreie Lebensmittel bzw. Menschen ohne Biozidbelastung gibt es nicht mehr.
- Durch steigenden Einsatz von neuentwickelten kurzlebigen Bioziden, die schnell zerfallen, ist die Umweltbelastung insgesamt rückläufig.
- Dioxine und Furane erhöhen bei chronischer Aufnahme die Erkrankungsrate an Krebs.
- Dioxine und Furane entstehen bei der Verbrennung bleihaltigen Benzins, z.B. bei alten Müllverbrennungsanlagen ohne entsprechende Filteranlagen.
- Hodenrückbildungen bzw. ein Rückgang der Fruchtbarkeit trat im Tierversuch bei folgenden Bioziden auf:
  Endrine
  Dioxine
  2,4 D (2,4 Dichlorphenoxiessigsäure)
  Karbamate
  Dithiokarbamate.
- Eine endgültige Beurteilung der Wirkung auf die Fortpflanzungsfähigkeit des Menschen bleibt noch offen.
- In Deutschland sind folgende Biozide verboten:
  DDT
  1,2-Dibromethan
  1,2-Dichlorethan
  HCH (Hexachlorhexen, Lindan)
  HCB (Hexachlorbenzol).

Substanz	Verwendung	Besonderheiten/Risiken	Bemerkungen
DDT (chlorierter Kohlenwasserstoff)	Wurde zur Malaria- und Typhusbekämpfung eingesetzt	Die Hälfte der im Boden vorhandenen Menge zerfällt nach 5 bis 20 Jahren. DDT wird heute überall gefunden; es wird bereits in Neugeborenen und in der Muttermilch nachgewiesen. Eine akute DDT-Vergiftung durch Aufnahme einer großen Menge äußert sich in Nervenstörungen: Zuckungen der Gesichtsmuskulatur bis hin zum Krampfanfall. Die chronische Aufnahme führt zu einer gesteigerten Aktivität von Leberenzymen, die Fremdstoffe umwandeln.	In Deutschland verboten.
1,2-Dibromethan	Wurde in vielen Ländern als Biozid verwendet (auch als Scavenger, d. h. als Motorreiniger in bleihaltigem Benzin)	Kurzfristiges Einatmen erzeugt beim Menschen schmerzhafte Entzündungen der Atemwege; Kopfschmerzen, Reizungen der Augen.	In Deutschland seit 1988 verboten.
1,2-Dichlorethan	Wurde als Scavenger, d. h. als Motorreiniger in bleihaltigem Benzin verwendet	Schwangere, die 1,2-Dichlorethan ausgesetzt waren, hatten eine erhöhte Rate an Abgängen, Frühgeburten sowie an Geburtskomplikationen.	In Deutschland seit 1988 verboten.
2,4-D (2,4-Dichlorphenoxiessigsäure) chlorierte Phenoxialkansäure	Wird zur Wildkrautbekämpfung im Getreideanbau eingesetzt	2,4-D ist normalerweise in Lebensmitteln nicht nachweisbar; Pflanzen, die kurz vor der Ernte noch besprüht wurden, können hingegen noch behaftet sein; nach einer Woche ist die Substanz mit dem Harn ausgeschieden; akute Vergiftungsfälle durch falsche Verwendung und Aufnahme über die Haut zeigen sich durch Schäden am Nervensystem: Taubheitsgefühl und Lähmung der Arme und Beine, Blutdruckabfall.	Im Tierversuch wird die Spermienreifung geschädigt.

Substanz	Verwendung	Besonderheiten/Risiken	Bemerkungen
Dioxine (Dibenzodioxine und Dibenzofurane)	Entstehen bei Verbrennungsvorgängen (enthalten in Autoabgasen bei Verwendung verbleiten Benzins); Abgase von alten Müllverbrennungsanlagen	Dioxine/Furane gelangen über die Luft in die Nahrungskette; finden sich vor allem in Milch- bzw. Milchprodukten, Fleisch und Eiern; treten überall auf, auch in der Muttermilch; sie reichern sich im Fettgewebe an, sind auch beim Neugeborenen nachweisbar; nach ca. fünf bis zehn Jahren ist die Hälfte der aufgenommenen Stoffe aus dem Körper ausgeschieden.	Neue Müllverbrennungsanlagen haben keine wesentlichen Dioxinausstöße mehr; im Tierversuch zeigt sich die Spermienbildung gestört.
Dithiokarbamate	Werden als Fungizide, Herbizide, Insektizide eingesetzt; auch zur Behandlung von Alkoholabhängigkeit (Disulfiram)	Werden im Boden rasch abgebaut; berufliche Kontakte führen häufig zu allergischem Kontaktekzem. Ein erhöhtes Krebsrisiko liegt jedoch nicht vor. Vergiftungen führen zu Kopfschmerzen, Unruhe und Störungen der Muskelkoordination (ungezielte Muskelbewegung).	Im Tierversuch zeigen die Nachkommen eine verringerte Fruchtbarkeit.
Endrin, Aldrin (chlorierte Zyklodiene)	Zur Bekämpfung von Heuschrecken und Ameisen	Chronische Belastung verringert im Tierversuch die Spermienbildung; führt zu Hodenrückbildung.	Werden gut über die Haut aufgenommen.
HCB (Hexachlorbenzol)	Fungizid für landwirtschaftliches Saatgut	Reichert sich in der Nahrungskette an; findet sich in Lebensmitteln mit Fettanteil: Fleisch, Fisch, Milch, Geflügel, Eier. Eine chronische Vergiftung zeigte sich als Hauterkrankung (Porphyria cutanea tarda) ca. sechs Monate nach Beginn der chronischen HCB-Aufnahme durch verunreinigtes Brot. Deutliche Pigmenteinlagerungen und vermehrter Haarausfall traten auf. Kinder litten oft unter hohem Fieber, Zerstörung der kleinen Gelenkknorpel. Etliche Patienten hatten Leber- und Schilddrüsenvergrößerungen. Nach drei bis sechs Jahren ist ca. die Hälfte des im Boden enthaltenen HCB zerfallen.	Seit 1970 in der Landwirtschaft verboten! Seitdem ist ein Rückgang der Konzentration im menschlichen Fettgewebe zu beobachten.

Substanz	Verwendung	Besonderheiten/Risiken	Bemerkungen
HCH (Hexachlorzyklohexan) Lindan	Wurde als Insektizid in der Landwirtschaft sowie als Holzschutz eingesetzt	Bis die Hälfte des im Boden enthaltenen Lindans zerfallen ist, vergehen ca. acht bis zehn Jahre. Akute Vergiftungen durch hohe Mengen lösen eine Störung des Nervensystems aus: Übererregbarkeit mit Kopfschmerzen, Übelkeit, Erbrechen, gesteigerte Atemtätigkeit und Krämpfe; auch Bauchkrämpfe und Durchfälle können vorkommen. Lindan kann die Immunabwehr des Menschen herabsetzen.	In Deutschland verboten.
Karbamate	Werden seit den 50er Jahren als Insektizide, Fungizide, Herbizide und Nematozide verwendet	Die Hälfte der im Boden enthaltenen Karbamate ist nach ein bis vier Wochen abgebaut. Der größte Teil der vom Menschen aufgenommenen Menge wird in verstoffwechselter Form innerhalb von 24 Stunden mit dem Urin wieder ausgeschieden. Vergiftungen führen zu Sehstörungen, vermehrtem Schwitzen, Anstieg des Blutdrucks und Erbrechen. Arbeiter, die mit Karbamaten Kontakt haben, zeigen bislang kein erhöhtes Risiko, an Krebs zu erkranken.	Welweit werden jedes Jahr ca. 20000 bis 30000 Tonnen verbraucht. Im Tierversuch tritt Hodenatrophie (Hodenrückbildung) auf.
Organophosphate z.B. E605	Werden als Insektizide eingesetzt	Zwei Tage nach Aufnahme von Organophosphaten ist die Hälfte der aufgenommenen Menge wieder ausgeschieden. Bei Vergiftungsfällen ist eine symptomfreie Zeit von ein bis vier Wochen möglich. Danach können folgende Beschwerden auftreten: Kribbeln, Brennen in den Beinen, Schwäche beim Gehen bis hin zu Lähmung.	Depressive Verstimmungen und Abfall der Konzentrationsfähigkeit können monatelang anhalten.

Substanz	Verwendung	Besonderheiten/Risiken	Bemerkungen
Paraquat (Bipyridyliumsalz)	Wird als Herbizid verwendet	Wird im Boden an Tonmineralien gebunden; verliert dadurch die unkrautvernichtende Wirkung; kann aber in dieser Form kaum durch Mikroorganismen abgebaut werden. Der größte Teil des vom Menschen aufgenommenen Paraquats erscheint innerhalb von 60 Stunden im Stuhl; Vergiftungen führen zu einem Lungenödem (Wasseransammlung in der Lunge); anfänglich mit Übelkeit, Erbrechen und Durchfall. Es kommt zu Schäden an Nieren und Leber.	Paraquat ist seit 1958 im Handel. Bei beruflich bedingten Kontakten zu Paraquat kommt es meist zu Entzündungen der Haut und der Schleimhäute.
PCP (Pentachlorphenol)	Wird als Mittel gegen Schimmelbefall verwendet; vor allem zum Holzschutz und zur Imprägnierung von Textilien	Die Hauptzufuhrquelle sind verunreinigte Lebensmittel; die Hälfte der aufgenommenen Menge ist nach etwa 17 Tagen ausgeschieden. Die akute Vergiftung fällt durch Kreislauf- und Stoffwechselstörungen auf. Eine chronische Aufnahme von PCP in niedrigen Mengen scheint gesundheitliche Störungen zu verursachen.	Ein Zusammenhang zwischen gesundheitlichen Störungen und PCP-haltigen Holzschutzmitteln in Wohnräumen ist bislang nicht geklärt.
Pyrethrum und Pyrethroide	Wird als Insektizid verwendet; auch als Holzschutzmittel	Diese Stoffe werden aus Chrysanthemen hergestellt. Nach ca. 8 bis 55 Stunden ist die Hälfte der aufgenommenen Menge ausgeschieden. Bei Hautkontakten kann es bei vorgeschädigter Haut zu Vergiftungen kommen! Anfangs Übelkeit, Erbrechen, Durchfälle, später Zeichen der Nervenschädigung wie Kribbeln und Brennen der Haut. Bei Arbeitern, die chronisch Kontakt damit hatten, wurden keine Organschäden beobachtet.	Bereits um 1840 wurden von Dalmatien aus getrocknete Blüten als Insektenpulver nach Europa und Amerika verschickt.
2,4,5-T (2,4,5-Chlorphenoxiessigsäure)	Wurde zur Unkrautbekämpfung eingesetzt	Die Ausscheidung erfolgt nach 23 bis 30 Stunden.	Wird nicht mehr als Herbizid eingesetzt.

Risiken durch Schwermetalle

Blei

Blei ist für Schweine und Ratten lebensnotwendig, für den Menschen aber giftig. Die Aufnahme von Blei geschieht über Lebensmittel zu etwa 90 Prozent sowie über bleihaltige Wasserleitungen zu rund zehn Prozent.

Das früher gebrauchte bleihaltige Benzin war zu 90 Prozent für die Bleibelastung in den Städten verantwortlich. Seit der Einführung des bleifreien Benzins hat sich die Umweltsituation hier erheblich verbessert.

Bleiresorption im Körper

Wieviel Blei der Körper resorbiert, hängt ganz entscheidend von der Zusammensetzung der Nahrung ab. Während einer Diät wird z.B. über die Hälfte resorbiert. Ein gleichzeitiges Angebot von Kalzium und Phosphat führt hingegen zu einer Resorptionsquote von nur zehn Prozent.

Vollkornbrot gegen Blei

Phytate – z.B. in Vollkorngetreide und Hülsenfrüchten enthalten – sowie Zink schützen den Körper vor einer übermäßigen Bleizufuhr. Umgekehrt führt ein Mangel an Kalzium, Vitamin D und Eisen sowie Laktose (Milchzucker) zu steigenden Bleikonzentrationen im Blut.

Höheres Risiko für Kinder

Das Risiko ist vor allem für Kinder zwischen zwei Monaten und sechs Jahren groß. In diesem Alter wird fünfmal soviel Blei vom Körper aufgenommen, als dies bei Erwachsenen der Fall ist. Befindet sich Blei erst einmal im Körper, so wird es teilweise innerhalb von 20 Tagen über die Nieren wieder ausgeschieden, und es wird zum Teil dauerhaft in den Knochen abgelagert. Der Bleigehalt nimmt mit steigendem Alter im Körper zu.

Berufsrisiko Blei

Früher waren oft berufliche Kontakte zu Blei (z.B. Hersteller von Batterien, Strahlenschutzplatten), die Verwendung bleihaltiger Farben sowie bleihaltigen Benzins die Ursache für erhöhte Bleiaufnahmen. Bis zur Einführung des bleifreien Benzins war das in Autoabgasen enthaltene Tetraethyl- und Tetramethylblei zu 90 Prozent für die Bleibelastung in den Städten verantwortlich.

Die Gefährdung durch Blei ist heute geringer als früher: Bleifreies Benzin und bleifreie Farben für Innenräume zeitigen eine positive Wirkung. Nur noch wenige Menschen haben mit Blei direkten Kontakt.

Symptome der Bleivergiftung

Bleivergiftungen zeigen sich an den roten Blutkörperchen, im Magen-Darm-Trakt, an den Nieren, im Gehirn und an den Nerven. Nach anfänglicher Appetitlosigkeit treten später Verstopfung und Bauchschmerzen auf. Trotz Abfall der Pulsfrequenz steigt der Blutdruck. Die Zeichen der Gehirn- und Nervenschädigung sind schließlich Orientierungsprobleme, übertriebene Bewegungen sowie auch Halluzinationen und Aggressivität.

Grenzwerte von Blei

- Die Bleikonzentration im Blut von Kindern sollte nicht mehr als 10 µg/100 ml betragen.
- 10 bis 20 µg/100 ml führen bereits zu einer Beeinträchtigung der Lernfähigkeit.
- Arbeiter in bleiverarbeitenden Fabriken zeigten einen Abfall der Konzentrationsfähigkeit sowie der Gedächtnisleistung. Bei chronischer Belastung steigen der Blutdruck und das Risiko einer Herz-Kreislauf-Erkrankung.
- Eine Schädigung der Beinnerven tritt erst bei höheren Blutwerten von Blei auf (zwischen 60 und 80 µg/100 ml).
- Noch höhere Konzentrationen schädigen das Gehirn.

Heute kommen Bleivergiftungen immer weniger vor. So dürfen Pflanzenschutzmittel kein Blei mehr enthalten. Innenraumfarben mit Bleiweiß oder Bleisulfat sind ebenfalls verboten. Klärschlamm unterliegt einem Grenzwert für Schwermetalle.

Checkliste: Blei

- Blei wird vor allem über die Nahrungsmittel aufgenommen.
- Einen gewissen Schutz bietet ausreichend Kalzium und Eisen.
- Bereits niedrige Mengen Blei im Blut können bei Schulkindern zur Störung der geistigen Leistungsfähigkeit führen.
- Kinder resorbieren Blei fünfmal besser als Erwachsene.

Chrom

Chrom ist ein für den Menschen notwendiges Spurenelement. In seiner dreiwertigen Form (Chrom-III-Ionen) ist es Bestandteil des Glukosetoleranzfaktors (GTF), der in den Stoffwechsel von Eiweiß, Zucker und Fetten eingreift. Der tägliche Bedarf wird mit 50 bis 200 Mikrogramm Chrom angegeben.
Wird Chrom hingegen in seiner sechswertigen Form vom Menschen aufgenommen, so ist es für ihn giftig. Dies spielt heute nur noch eine Rolle bei beruflichen Kontakten zu diesem Metall. Chrom wird für die Herstellung von rostfreiem Stahl gebraucht, für Batterien sowie für die lederverarbeitende Industrie. Arbeiter, die viele Jahre mit Chrom Kontakt hatten, zeigten Ablagerungen in allen Organen außer dem Gehirn. Akute Vergiftungen äußerten sich bei Arbeitern durch Übelkeit, Erbrechen, Bauchschmerzen und Darmblutungen.

Checkliste: Chrom

- Vergiftungen mit Chrom kommen heute noch in chromverarbeitenden Betrieben vor.
- Das in den Lebensmitteln enthaltene dreiwertige Chrom ist für den Körper lebensnotwendig.

Kadmium

Kadmium tritt meist zusammen mit Zink oder Blei auf. Es wird hauptsächlich für Legierungen oder als Korrosionsschutz verarbeitet. Ebenso wird Kadmium als Stabilisator für Kunststoffe und zur Herstellung von Trockenbatterien eingesetzt. Kadmium ist Bestandteil von Kunstdünger und reichert sich so in der Nahrungskette Pflanze–Tier–Mensch an. Tierinnereien wie Leber und Nieren sind besonders kadmiumreich und sollten deshalb nur selten gegessen werden. Die Aufnahme von Kadmium in den Körper geschieht in der Regel mit der Nahrung und durch Rauchen. Zu den Nahrungsmitteln, über die Kadmium zugeführt wird, zählen Weizen, Kartoffeln, Bier sowie vor allem Wurzelgemüse. Pflanzen nehmen Kadmium in unterschiedlichen Konzentrationen aus dem Boden auf. Dies ist abhängig davon, wie sauer der Boden ist.

Die wichtigsten Ursachen für Kadmium im Körper sind das Rauchen und der Verzehr von Wurzelgemüse. Letztere nehmen das Metall aus kunstdüngerverseuchten Böden auf. So gelangt es in die Nahrung.

Eine leichte Kadmiumvergiftung hat sehr unspezifische Symptome: Müdigkeit, Reizbarkeit und Magen-Darm-Beschwerden. Starke Kadmiumvergiftungen sind jedoch zum Glück sehr selten.

Kadmium sammelt sich im Körper an

Kadmium wird nur zu zwei bis acht Prozent aus dem Darm aufgenommen. Da dieses Schwermetall den Transportweg von Eisen im Darm mitbenützt, nimmt die Kadmiumresorption bei Eisenmangel um das Fünffache zu. Nur ein geringer Teil des im Körper befindlichen Kadmiums wird wieder ausgeschieden, so daß der Bestand im Körper mit dem Alter zunimmt, vor allem bei Rauchern. Ein Neugeborenes ist noch nicht damit belastet.

Seltene Kadmiumvergiftung

Akute Vergiftungen traten bislang nur bei exponierten Arbeitern auf. Chronisch hohe Aufnahmen durch Nahrungsmittel sind bislang nur aus Japan bekannt. Erhöhte Knochenbrüchigkeit, Blutarmut und insbesondere Schädigungen der Nieren sind dabei aufgetreten. Vorstadien einer leichten chronischen Schädigung sind sehr unspezifisch, wie z.B. Müdigkeit, Reizbarkeit und Magen-Darm-Beschwerden. Eine Zuordnung wird dadurch fast unmöglich. Schulkinder zeigen unter Kadmiumbelastung einen Leistungsabfall.

Checkliste: Kadmium

- Kadmium wird wie Blei über die Nahrung zugeführt.
- Kadmium ist im Boden enthalten und wird durch die Pflanzen aufgenommen. Je saurer der Boden, um so mehr Kadmium wird eingelagert, vor allem bei überdüngten Böden.
- Kalzium und Eisen schützen vor Kadmium.
- Kadmium wird nur sehr schlecht wieder ausgeschieden. Es reichert sich vor allem in den Nieren an.
- Mit steigendem Alter steigt auch die im Körper gespeicherte Kadmiummenge.
- Raucher haben ca. doppelt so hohe Werte im Blut (0,7–3,9 µg/l) wie Nichtraucher (0,2–1,1 µg/l).
- Chronische Belastungen mit Kadmium können zu allgemeinen Symptomen führen: wie Müdigkeit, Konzentrationsstörungen, Reizbarkeit, Magen-Darm-Beschwerden und Herz-Kreislauf-Erkrankungen.

Kupfer

Kupfer wird vom Menschen täglich für die Enzyme gebraucht. Sowohl zuviel als auch zuwenig Kupfer kann gesundheitliche Störungen hervorrufen. Kupfervergiftungen durch berufliche Tätigkeit ist extrem selten geworden. Ebenso gibt es kaum mehr Vergiftungen durch kupferhaltiges Leitungswasser oder Kochgeschirr aus Kupfer.

Das Wichtigste über Kupfer

- Kupfer ist extrem selten Ursache von Vergiftungen. Beim Aufbewahren von Lebensmitteln in kupferhaltigen Gefäßen kann sich das Metall herauslösen.
- Der regelmäßige Verzehr dieser verunreinigten Nahrung kann zu Leberzirrhose führen.

Quecksilber

Quecksilber, ein für den Menschen giftiges Metall, findet sich von Natur aus im Boden und im Meerwasser. Weil Quecksilber bereits bei geringen Temperaturen verdampft, entweichen pro Jahr aus der Erdkruste und aus den Weltmeeren 100000 bis 120000 Tonnen Quecksilber. Weitere 50000 Tonnen werden von der Industrie freigesetzt. Quecksilber wird in der Elektrotechnik gebraucht, im Instrumentenbau sowie für Trockenbatterien.
Die Verunreinigung der Umwelt mit Quecksilber geht zurück: Allein in Deutschland gingen Quecksilberausleitungen ins Wasser von 1,1 auf 0,2 Tonnen im Zeitraum von 1983 bis 1985 zurück. Der Ausstoß in die Atmosphäre sank von 5,5 auf 4,2 Tonnen.

Die beiden Metalle Kupfer und Quecksilber können schwere Vergiftungen verursachen. Zum Glück gingen die Verunreinigungen der Umwelt mit diesen zwei Metallen in den letzten Jahren sehr stark zurück.

Quecksilbervergiftungen

Quecksilber ist in Pflanzenschutzmitteln enthalten. Wird Quecksilberdampf inhaliert, so kann eine Entzündung der Bronchien mit Lungenentzündung die Folge sein. Quecksilber ist in seiner metallischen Form wenig giftig. Liegt es hingegen als Methyl-Quecksilber vor, schädigt es vor allem das Gehirn. Sprachstörungen, unkoordinierte Bewegungen und Verkleinerung des Sehfeldes können die Folgen sein, im Extrem Koma und Tod.

Checkliste: Quecksilber

- Quecksilber gehört zu den giftigen Schwermetallen, die überall in der Natur vorkommen.
- Der industrielle Ausstoß von Quecksilber ist rückläufig.
- Verschiedene Techniken zur Rückgewinnung führen zu weniger Umweltbelastung.
- Quecksilbervergiftungen sind nur noch selten anzutreffen und meist durch unsachgemäßen Umgang mit Pflanzenschutzmitteln oder in quecksilberverarbeitenden Industrien verursacht.
- Quecksilber reichert sich in Fischen an, besonders in langlebigen Arten wie Hai, Heilbutt und Thunfisch.
- Innereien von Mastvieh sind nach wie vor stark quecksilberhaltig und sollten deshalb selten oder gar nicht verzehrt werden.
- Auch in Pilzen ist oft viel Quecksilber enthalten.
- Quecksilberdämpfe können, chronisch eingeatmet, zu Schäden im Gehirn führen.

Die hauptsächliche Ursache für die Aufnahme von Quecksilber ist Fisch. Vor allem die langlebigen Fischarten wie Hai und Thunfisch sind stärker belastet. Auch Pilze enthalten oft viel Quecksilber.

Quecksilberbelastete Fische

Methyl-Quecksilber wird heute hauptsächlich mit der Nahrung aufgenommen. Fische und Meeresfrüchte sowie Süßwasserfische sind die wesentlichen Quellen. Besonders belastet sind die langlebigen Arten wie Hai, Heilbutt und Thunfisch sowie Raubfische aus dem Süßwasser. Hohe Konzentrationen weisen die Leber, die Nieren sowie Knochen auf. Seitdem Fischmehl kaum noch als Schweine- und Hühnerfutter verwendet wird, ist das Fleisch dieser Tiere weniger belastet. Nach wie vor enthalten jedoch Leber und Nieren von Mastvieh hohe Konzentrationen an Quecksilber.

Pilze mit Quecksilber

Auch bei Pilzen muß Quecksilber mit in Kauf genommen werden. Es reichert sich vor allem in den Lamellen und in der Röhrenschicht an. Pro Monat sollten deshalb nicht mehr als ein bis zwei Portionen Fri-Waldpilze verzehrt werden. Ausnahme sind die Zuchtpilze.

Risiken bestrahlter Lebensmittel

Schädigung der Vitamine

Strahlenbehandlung von Nahrungsmitteln zur Haltbarmachung ist in Deutschland verboten. Im Rahmen des unbehinderten Warenaustausches innerhalb der EU ist es jedoch möglich, daß strahlenkonservierte Produkte auf unseren Tischen landen.
Nachweisbar strahlenempfindlich sind die Vitamine A, B1, B12, C, E und K, so daß die Vitaminversorgung mit diesen Nahrungsmitteln kaum noch ausreichend möglich ist. Eine Ausnahme ist Vitamin K, das von den Darmbakterien synthetisiert werden kann.

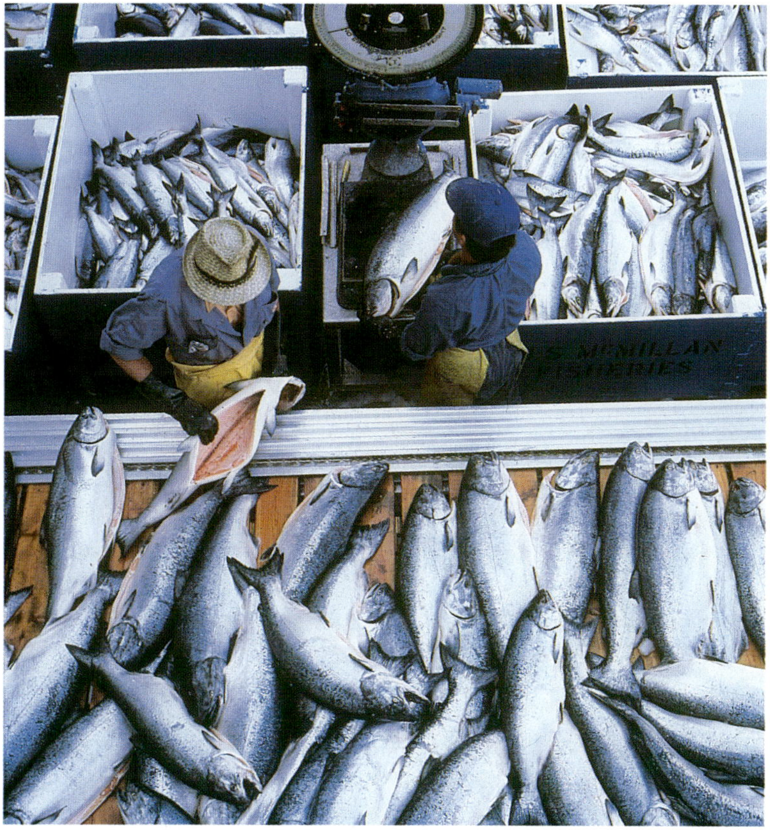

Langlebige Fischsorten wie Hai, Heilbutt, Thunfisch und Süßwasserraubfische weisen erhebliche Mengen an schädlichen Rückständen auf. Bevorzugen Sie daher für Fischgerichte die Sorten, die weniger alt werden.

Vermutlich entstehen bei der Bestrahlung von Lebensmitteln neue, noch nicht erforschte Stoffe, die erst nach zwei Wochen Lagerung wieder zerfallen. Das Risiko bei der Bestrahlung ist sehr hoch; deshalb ist diese Form der Behandlung in Deutschland nicht erlaubt.

Risiko Lebensmittelvergiftung

Problematisch ist auch, daß die gefährlichsten aller Lebensmittelkeime, die Sporen des Clostridium-Botulinum-Keimes, durch übliche Strahlendosen nicht zerstört werden. Da jedoch der Verderb des Nahrungsmittels durch die Zerstörung der Begleitflora aufgehalten wird, sich aber gleichzeitig die Botulismus-Keime ausbreiten, besteht das Risiko, eine Lebensmittelvergiftung zu bekommen. Ein gewölbter Deckel oder Entweichen von Gas beim Öffnen von Konserven als erkennbare Risikomerkmale entfallen hier.

Risiko Erbsubstanzveränderung

Wird ein Nahrungsmittel unmittelbar nach der Bestrahlung an Tiere verfüttert, so können dadurch Veränderungen der Erbanlagen (mutagene Wirkungen) ausgelöst werden, nicht aber nach zweiwöchiger Lagerung. Zusätzlich wurde in einem anderen Experiment mit bestrahlter Nahrung eine leichte Unterdrückung der Immunabwehr festgestellt.

Vermutlich werden durch die Bestrahlung neue, noch nicht bekannte Stoffe gebildet, die erst nach einigen Wochen wieder zerfallen. Unterernährte Kinder in Indien, die frisch bestrahlten Weizen aßen, entwickelten eine Veränderung der Zellkerne bei den für die Immunabwehr wichtigen Leukozyten (weißen Blutkörperchen).

Checkliste: Bestrahlte Lebensmittel

- Es steht fest, daß strahlenkonservierte Lebensmittel deutlich vitaminreduziert sind. Dadurch fehlen ihnen weitgehend die essentiellen Nährstoffe.
- Ein Großteil der durch Bestrahlung neu gebildeten Stoffe zerfällt erst nach mehrwöchiger Lagerung.
- Frisch bestrahlte Lebensmittel verändern die Erbanlagen im Tierversuch.
- Die Zerstörung des gefährlichsten Lebensmittelkeims (Clostridium botulinum) ist nicht gewährleistet.
- In Deutschland produzierte bzw. verarbeitete Lebensmittel dürfen nicht bestrahlt werden.

Risiko Lebensmittelzusätze

Aufgabe der Lebensmittelzusatzstoffe

Lebensmittelzusatzstoffe werden zur Verarbeitung der Nahrungsmittel verwendet. Ihre Aufgaben sind:

- Lebensmittel haltbar zu machen
- Lebensmittel geschmacklich zu verfeinern
- Die natürliche Farbe zu verstärken.

Zum Einsatz kommen Zusatzstoffe natürlichen Ursprungs sowie künstliche Stoffe. Da beide Stoffgruppen zu Unverträglichkeiten führen können, werden sie im folgenden einheitlich abgehandelt.

Lebensmittelallergien nehmen zu

Lebensmittelallergien sind Erkrankungen, die von vielen Faktoren beeinflußt werden. Angeborene Risiken, Umwelteinflüsse, Alter, Geschlecht oder auch Alkohol können in unterschiedlichem Ausmaße beteiligt sein. Deshalb können der Schweregrad und die Art der Beschwerden von Mensch zu Mensch sehr unterschiedlich ausfallen. Auch gibt es verzögerte Reaktionen, die erst nach mehreren Tagen Beschwerden machen.

Die steigende Anzahl von Lebensmittelzusatzstoffen geht einher mit der immer größer werdenden Anzahl von Lebensmittelallergien. Daß zwischen beiden Entwicklungen ein Zusammenhang besteht, ist offensichtlich, wenn er auch noch nicht wissenschaftlich bewiesen ist.

Folgen der Lebensmittelzusatzstoffe

Eine chronische Darmerkrankung, Blutarmut oder ein Ekzem können durch Lebensmittelzusatzstoffe ausgelöst werden. Das hyperaktive Syndrom bei Kindern und ein Teil der Migräneanfälle werden darauf zurückgeführt.

Hohe Dunkelziffer

Die verschiedenen Arten von Unverträglichkeitsreaktionen erlauben nur selten eine exakte Diagnose, so daß keine gesicherten Angaben über die Häufigkeit des Auftretens vorliegen. In den USA sollen von Allergien betroffen sein:

- Vier bis sieben Prozent der Kleinkinder
- Ein bis zwei Prozent der jungen Kinder
- Weniger als ein Prozent der erwachsenen Bevölkerung. In Europa sollen es 0,3 bis 3 Prozent sein.

Wenn Sie nach dem Verzehr einer bestimmten Speise immer wieder unter denselben Symptomen leiden, dann liegt der Verdacht auf eine Allergie gegen ein Lebensmittel oder gegen einen Lebensmittelzusatzstoff nahe. Vor allem bei den Zusatzstoffen kann die Suche nach dem Auslöser oft sehr mühsam sein.

Verursacher der Lebensmittelallergien

Allergien werden bei den künstlichen Azofarbstoffen ebenso beobachtet wie bei natürlichen Farbstoffen, z. B. Betanin (E 162) aus roten Beten, Kurkumin (E 110) aus der Kurkumawurzel und Capsanthin (E 160c) aus der Paprika.
Bei den Emulgatoren, Stabilisatoren, Verdickungs- und Geliermitteln seien genannt: Johannisbrotkernmehl (E410), Guarkernmehl (E412) und Pektin (E440).
Grundsätzlich bergen auch alle Aromastoffe das Risiko, bei bestimmten Personen eine Allergie auszulösen.

Die ersten Symptome

Üblicherweise bemerken die Betroffenen nach dem Verzehr von bestimmten Speisen Beschwerden wie Schmerzen im Magen-Darm-Bereich, Durchfälle oder Hautausschläge bzw. Schwellungen (Nesselsucht) bis hin zu Atemnot bzw. Asthma. Diese Symptome treten immer nach bestimmten Speisen auf; das kann bereits nach einigen Minuten oder erst nach Stunden oder Tagen sein.

Die mühsame Suche nach dem Auslöser

Oftmals fällt jedoch die Suche nach dem auslösenden Stoff schwer. Verdächtige Substanzen müssen dann über die Reaktionen, die sie an der Hautoberfläche auslösen, getestet werden. Auch Blutuntersuchungen können gelegentlich weiterhelfen.

Auslöser von Allergien

Zu den Lebensmitteln, die immer wieder Allergien auslösen können, gehören:

- Kuhmilch
- Hühnereiweiß
- Fisch
- Weizenmehl (Gluten!)
- Nüsse
- Samen
- Stein- und Kernobst
- Sellerie
- Gewürze und Kräuter
- Erdbeeren
- Zitrusfrüchte
- Fleisch
- Hefe
- Schaltiere.

Das Kreuz mit den »Kreuzreaktionen«

Bitte beachten Sie, daß es zu sogenannten Kreuzreaktionen kommen kann, also allergische Reaktionen auch auf Nahrungsmittel auftreten, gegen die Sie bislang nicht allergisch waren. Entwickelt jemand im Laufe seines Lebens eine Allergie gegen Birkenpollen, so fängt er an, ähnliche Unverträglichkeitsreaktionen auch auf Haselnüsse, Äpfel und Mandeln zu übertragen. Dies nennnt man das Birkenpollensyndrom. Ähnlich verhält es sich mit einer Allergie gegen Sellerie: Beifußpollen, Karotten, Petersilie, Anis, Fenchel, Kümmel, Mangos, Zwiebeln, Knoblauch, Tomaten, Soja, Dill, Koreander und Curry müssen dann ebenfalls gemieden werden. Dies wird als Sellerie-Beifuß-Gewürz-Syndrom bezeichnet.

Die Folgen einer Nickelallergie

Frauen, die eine Allergie gegen Nickel entwickelt haben, sollten Nahrungsmittel mit hohem Nickelgehalt meiden: Dazu gehören Kakaoprodukte wie Schokolade, Sojabohnen, Haferflocken, Nüsse, Mandeln und Hülsenfrüchte. Bei der klassischen allergischen Reaktion können meist Antikörper im Blut oder in der Haut nachgewiesen werden.

Bei pseudoallergischen Reaktionen wird das lästige Histamin bereits ausgeschüttet, ohne daß die klassische Reaktion zwischen Antigen und Antikörper überhaupt stattgefunden hat. Die Allergie hat sich verselbständigt.

Allergie kontra Pseudoallergie

Anders verhält es sich bei den viel häufigeren pseudoallergischen Reaktionen. Sie zeigen die gleichen Symptome wie die allergischen Reaktionen. Es lassen sich aber keine Antikörper nachweisen. Die Histaminfreisetzung – die letztlich für wesentliche Beschwerden verantwortlich ist – wird ausgelöst, ohne daß eine Reaktion von Antigen und Antikörper stattgefunden hat.

Ein weiteres Unterscheidungsmerkmal ist, daß die pseudoallergische Reaktion im Schweregrad von der aufgenommenen Menge abhängig ist. Kleine Mengen können also noch harmlos sein. Vermutlich wird die Erkrankung durch eine vererbte Anlage gefördert. Wegen der großen individuellen Schwankung ist es jedoch nicht möglich, eine Menge anzugeben, ab der es kritisch werden könnte. Bei der klassischen allergischen Reaktion genügt sehr wenig Antigen, um deutliche Beschwerden auszulösen.

Lebensmittelallergien können angeboren sein, oder sie werden später im Laufe des Lebens erworben. Ein typisches Beispiel ist die Milchunverträglichkeit, bei der Milchzucker nicht richtig aufgespalten wird. Bei Joghurt ist dies nicht der Fall.

Typische Allergene

In Lebensmitteln natürlicherweise vorkommende Substanzen, die bei manchen Personen zu Gefäßreaktionen führen können, sind:

- Histamin im Sauerkraut und Wein
- Serotonin in Bananen
- Tyramin in Schokolade
- Tyramin in bestimmten Käsesorten.

Allergisch gegen Aspirin

Die Reaktionen gegen Farb- und Konservierungsstoffe sind meist pseudoallergischer Natur. Besonders häufig treten pseudoallergische Reaktionen gegen den Azofarbstoff Tartrazin sowie gegen die Konservierungsstoffe Benzoesäure und Sorbinsäure auf. Auch Salizylate, die meist in Früchten und Gewürzen enthalten sind, sind oft Auslöser von Unverträglichkeiten. Curry und Paprika, Blaubeeren, Brombeeren, Himbeeren, Johannisbeeren, Orangen sowie Rosinen sind zu meiden. Dies trifft auch für Aspirin (Azetylsalizylsäure) zu.

Speziell für Asthmatiker

Asthmatikern ist deshalb zu raten, auf den möglichen Zusammenhang eines Asthmaanfalls und des Verzehrs bestimmter Stoffe zu achten:

- Benzoesäure: E210–E213
- PHB-Ester: E214–E219
- Sulfit: E220–E224, E226, E227.

Enzymdefekte

Von den Lebensmittelallergien müssen die sogenannten Enzymopathien getrennt betrachtet werden. Hier handelt es sich um angeborene Enzymdefekte. Ein Enzym kann gänzlich fehlen oder ungenügend arbeiten.

Beispiel ist die Milchunverträglichkeit, ausgelöst durch einen Mangel des Enzyms Laktase (spaltet Milchzucker) bzw. Beta-Galaktosidase. Bei Joghurt tritt dies nicht auf, da der Milchzucker (Laktose) enzymatisch gespalten wurde. Dieser Laktasemangel kann angeboren sein, wie es auffallend oft bei den asiatischen Völkern anzutreffen ist, oder er kann im späteren Leben erworben sein.

Allergisch gegen Schokolade

Da Laktose oftmals in der Lebensmittelverarbeitung Verwendung findet, haben betroffene Personen auch Beschwerden bei diätetischen Lebensmitteln, kakaohaltigen Speisen, z. B. Schokolade, Eiscreme und bei Einnahme von Tabletten. Bei letzteren wird Laktose oft als Tablettenfüllstoff verwendet.

Die Beschwerdesymptomatik läuft im wesentlichen im Magen-Darm-Bereich ab, mit Übelkeit, Blähbauch und Durchfällen.

Checkliste: Lebensmittelzusatzstoffe

- Es können Reaktionen sowohl gegen natürliche als auch künstliche Lebensmittelzusatzstoffe auftreten.
- Typisch sind Magen-Darm-Beschwerden, Durchfälle, Hautausschläge mit Nesselsucht und Luftnot.
- Manchmal können Antikörper gegen bestimmte Substanzen im Blut oder in der Haut nachgewiesen werden. Diese klassische allergische Reaktion muß aber von pseudoallergischen sowie anderen Reaktionen unterschieden werden.
- Manchmal treten die Beschwerden sofort nach dem Essen auf; manchmal kann es mehrere Tage dauern, was die Zuordnung erschwert.
- Ein Teil der Migräneanfälle und des hyperaktiven Syndroms bei Kindern werden mit einer Unverträglichkeit von bestimmten Lebensmitteln in Verbindung gebracht.
- Als oftmals allergisierend haben sich gezeigt:
  Milch, Hühnerei, Fleisch, Fisch, Schaltiere, Weizenmehl, Nüsse, Samen, Kern- und Steinobst, Sellerie, Gewürze, Erdbeeren sowie Zitrusfrüchte.
- Milchunverträglichkeit geht oftmals auf einen angeborenen oder erworbenen Enzymmangel zurück. Milchzucker kann nicht ausreichend vom Körper abgebaut werden. Vorsicht ist geboten bei Nahrungsmitteln, die Laktose (Milchzucker) enthalten, z. B. Schokolade oder kakaohaltigen Speisen.
- Laktasemangel (Enzym) hindert nicht den Verzehr von Joghurt, da hier die Laktose enzymatisch gespalten wird.

Nebenstehende Checkliste gibt Ihnen umfassend Auskunft über Symptome von Allergien gegen Lebensmittelzusatzstoffe sowie Tips, welche Lebensmittel Sie besser meiden.

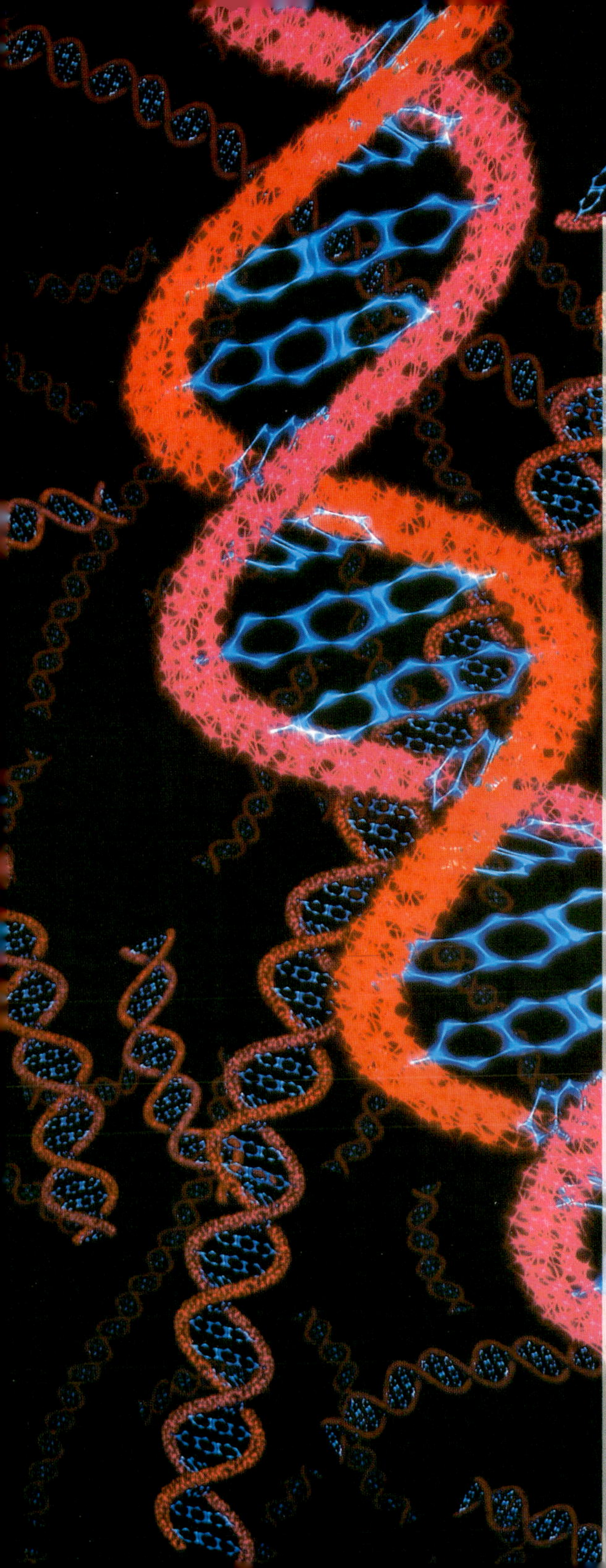

GENTECHNIK UND INFEKTIONEN

Für viele Menschen ist die Gentechnik unheimlich und bedrohlich. Gentechnisch manipulierte Lebensmittel werden als Gefährdung der gesunden Ernährung gesehen. Hier tut Aufklärung not: Dieses Kapitel informiert Sie umfassend über die Risiken und auch über die Chancen der Gentechnik. Eine wirklich kritische, aber auch faire Information ist hilfreicher als krasse, uninformierte Ablehnung.

Was ist Gentechnik?

Ziele der Gentechnik

70 Billionen Sicherheitskopien

Gene sind die Träger unserer Erbanlagen. Sie sind in jeder Zelle von Pflanzen, Tieren und Menschen enthalten. Das Faszinierende ist, daß jede Zelle, egal ob es eine Augen-, Leber-, Gehirn- oder Knochenzelle ist, alle Informationen für den ganzen Menschen in den Chromosomen als Datenspeicher enthält. Bei ca. 70 Billionen Körperzellen liegt deshalb unser gesamter genetischer Kode 70 Billionen mal (in Ziffern: 70 000 000 000 000mal) identisch vor.

Jede Körperzelle enthält den kompletten genetischen Kode des gesamten Lebewesens. Beim Menschen liegen somit 70 Billionen Sicherheitskopien in den Zellen vor. Durch raffiniertes Ausschneiden und Einfügen von Teilinformationen ist es der Gentechnik gelungen, Eigenschaften zu übertragen und die Artengrenzen zu überspringen.

Nur ein Teil der Information wird gelesen

Durch die Tatsache, daß aber jeweils nur bestimmte Bereiche auf dieser Chromosomen-DNS (auch DNA genannt = Desoxyribonukleinsäure bzw. -acid) gelesen und realisiert werden, wird eine Knochenzelle zu dem, was sie ist, und nicht zu einer Muskelzelle. Die übrigen Informationen liegen also brach und werden nicht abgelesen.

Wie funktionieren Genmanipulationen?

Gelingt es einem Forscher, die Stelle auf der Chromosomen-DNS zu finden, die z. B. kodiert, daß eine Rose rote Blütenblätter bekommt, dann kann er dieses Genstück mittels spezieller Enzyme (Restriktionsenzyme) »biologisch« herausschneiden. Dann nimmt er z. B. das Erbmaterial einer weißen Rose und trennt den Kode für die weiße Farbe heraus. An diese Stelle fügt er den neuen Kode »rot« ein, so daß jetzt alle Nachkommen aus dieser Pflanzenzelle rote Blütenblätter haben.

Weil die Pflanze durch Gentechnik neues Erbmaterial und damit neue Eigenschaften bekommt, wird sie jetzt als transgene Pflanze bezeichnet. Gentechnikern ist es so gelungen, genetische Informationen von Menschen auf Tiere und auf Pflanzen zu übertragen. So überspringt die Gentechnik die Artengrenzen.

Einsatz der Gentechnik

Gentechnik bei der Tierzucht

Ziel der Gentechnik ist die komplette Erforschung der menschlichen Gene. Von den Millionen von Genen kennt die Forschung heute gerade mal 8000. Auch bei der Gentechnik gilt: Kritische Abwägung von Chancen und Risiken ist wichtiger als krasse Ablehnung.

Mit menschlichem Wachstumshormon gentechnisch verändertes Erbmaterial von Schweinen, Rindern, Schafen oder Lachsen führt dazu, daß die Tiere noch größer werden.
So können durch Eingriffe in das Erbmaterial Fische überlebensfähiger werden. Sie wachsen dann auch noch in sauerstoffarmen und verschmutzten Gewässern. Damit ist es nun möglich, Fische in industriell stark verschmutzten Gewässern zu züchten.
Wegen ihrer hohen Rückstandsbelastung will sie aber sicherlich keiner mehr essen. Schnelles Wachstum von Tieren ist meist auch mit einer erhöhten Infektanfälligkeit verbunden, so daß der Antibiotikaverbrauch steigt.

Gentechnik beim Menschen

Das genetische Erbmaterial des Menschen besteht aus 23 Chromosomenpaaren, die aus DNS-Strängen zusammengesetzt sind. Auf jedem DNS-Strang sitzen ca. 300000 Gene. Die Gesamtzahl der Gene liegt also im Millionenbereich.

Erst 8000 erforschte Gene

Nach 20 Jahren Genforschung kennt man bislang »nur« 8000 Gene, kennt ihren Platz auf der DNS und ihre Aufgabe. Ziel der Wissenschaft ist die Erforschung des kompletten Erbmaterials.

Herstellung von Medikamenten

Gentechnisch hergestellte Arzneimittel werden bereits in größerem Umfang weltweit vertrieben. So erzielte das bei Anämie eingesetzte Erythropoietin 1992 einen weltweiten Umsatz von 1,1 Milliarden US-Dollar, Insulin erbrachte 625 Millionen und das menschliche Wachstumshormon Somatotropin 575 Millionen Umsatz. Bedeutende Errungenschaften sind die gentechnische Herstellung von Humaninsulin und dem Blutgerinnungsfaktor VIII. Der Vorteil dieser Herstellungsmethode liegt darin, daß keine Verunreinigungen mehr mit in Kauf genommen werden müssen, wie dies bei Rinder- oder Schweineinsulin der Fall ist.

Gefahren ohne Gentechnik

Der gentechnische Ausschluß von Verunreinigungen muß hoch eingeschätzt werden: Beim Blutgerinnungsfaktor VIII, der seit langer Zeit aus Vollblut gewonnen wurde, geschah vor einigen Jahren das Unglück, daß auch das Aidsvirus mit extrahiert wurde. Bluter, die sich diesen Blutgerinnungsfaktor VIII spritzten, erkrankten einige Zeit später an Aids.

Ähnliches geschah in Frankreich, als zwergwüchsige Kinder menschliches Wachstumshormon bekamen, das aus Leichen gewonnen wurde. 18 Kinder infizierten sich und starben anm Jakob-Creutzfeldt-Syndrom, das dem Rinderwahnsinn sehr ähnlich ist.

Überlegenheit der Gentechnik

Bislang zeigte sich die gentechnische Methode hinsichtlich der Risikofreiheit gegenüber den alten Extraktionsmethoden bei weitem überlegen. Meist übernehmen bestimmte gentechnisch veränderte Bakterien oder Hefen die Produktion.

Medizinische Diagnostik von Erkrankungen

Dieses Einsatzgebiet der Gentechnik ist am wenigsten umstritten, da damit keine Eingriffe am Menschen verbunden sind. Infektionen mit Bakterien, Viren oder Pilzen können schneller und sicherer erkannt werden. Die notwendigen therapeutischen Schritte können damit schneller eingeleitet werden.

Gentherapie

Die Gentherapie befindet sich bislang noch im Experimentierstadium: Sie muß besonders sorgfältig auf Risiken hin durchleuchtet werden. Sollte es eines Tages möglich sein, Erbkrankheiten durch Änderung der genetischen Information zu heilen, so ist der Schritt zur gezielten »Züchtung« einer bestimmten Menschenrasse mit bestimmten Eigenschaften nicht mehr weit. Aus der Vergangenheit wissen wir, daß die Ethik des Menschen nicht unbedingt mit seinem technischen Wissen mitwächst. Geraten derartige Kenntnisse in die Hände von skrupellosen Menschen, dann könnte der Menschheit ein unvorstellbares Drama bevorstehen.

So viele Chancen die Gentechnik auch bietet, z. B. bei der sauberen Produktion von Insulin ohne jegliche Verunreinigungen, so kritisch und genau muß auch die Gentherapie am Menschen kontrolliert werden. Großen Möglichkeiten stehen große Gefahren gegenüber. Bislang sind Experimente mit menschlichen Embryonen verboten.

Gentechnik in der Pflanzenzüchtung

Durch gentechnische Eingriffe in Pflanzen können deren Eigenschaften verändert werden. So können genmanipulierte Pflanzen resistent gegen Fraßschädlinge, gegen Krankheitserreger oder gegen Pestizide werden.

Resistenzen gegen Fraßschädlinge

Bislang ist es bereits gelungen, bestimmte Pflanzen gentechnisch so zu verändern, daß sie gegen Schädlinge resistent sind. So gibt es z. B. schon transgene Baumwolle, die ein Protein (Eiweiß) herstellt, das den Baumwollkapselwurm (= Raupe des Schmetterlings Heliothiszea) abtötet. Dieses Gen, welches das Protein kodiert, wird BT-Delta-Endotoxin-Gen genannt. Durch diesen gentechnischen Eingriff ist der Bedarf an Pestiziden auf den transgenen Baumwollfeldern deutlich gesunken.

Eingriff in die Nahrungskette

Naturschützer sehen jedoch die Schmetterlingsraupe als wichtiges Glied in einer Nahrungskette im jeweiligen Ökosystem. Sie dient bestimmten Vögeln als Nahrung. Das Vernichten von Schädlingen, sei es durch Gentechnik oder durch Pestizide, bedeutet immer einen Eingriff in die Natur, da es eine Nahrungskette unterbricht und Folgen für die Tierwelt hat.

Mit gentechnischen Eingriffen können Pflanzen mit höherer Widerstandskraft gegen Fraßschädlinge gezüchtet werden. Dadurch geht der Einsatz von Pestiziden stark zurück – und die Umwelt wird entlastet.

Resistenzen gegen die neuen Pflanzen?

Das Problem, daß Schädlinge mit der Zeit Resistenzen gegen Pestizide entwickeln, wird auch bei gentechnisch veränderten Pflanzen befürchtet. Tatsächlich gibt es bereits Käfer, die gegen das sie tötende Protein (BT-Delta-Endotoxin-Gen), das von transgenen Kartoffelpflanzen gebildet wird, immun sind.

Fruchtwechsel statt Monokulturen

Durch den früher von den Bauern praktizierten jährlichen Fruchtwechsel blieb die Zahl der Schädlinge niedrig. Deshalb sollten die heute üblichen Monokulturen wieder aufgegeben werden, und die traditionelle und bewährte Fruchtfolge sollte wieder verstärkt zum Einsatz kommen.

Die Forschung bei Resistenzen gegen Pilze und Viren zeigt einen Zielkonflikt der Interessen: Gibt es gentechnisch veränderte Pflanzen, die nicht mehr an Pilzen erkranken, dann braucht es auch keine Fungizide mehr. Diese werden jedoch auch von der chemischen Industrie angeboten.

Resistenzen gegen Pilze und Viren

Diese Sparte der Gentechnik wird nur zögerlich vorangetrieben, da Pflanzen, die gegen Pilze und Viren resistent sind, keine Fungizide mehr brauchen. Damit würde ein wirtschaftlich wichtiger Umsatzzweig einbrechen. Um Resistenzen gegen Pilzbefall zu erreichen, wird ein Gen in die Pflanze eingebracht, das die Produktion des Enzyms Chitinase auslöst. Dieses greift die Zellwände von Pilzen an und zerstört sie.

Gentechnik für gesunde Zuckerrüben

Viren befallen nicht nur Menschen. Es gibt bestimmte Stämme, die auch Pflanzen heimsuchen. Ein Beispiel dafür ist ein Virus, das die Zuckerrübe befällt und zu einem kleinen Wuchs mit »Wurzelbärtigkeit« führt. Bringt man das Gen für Capsidprotein des »beet necrotin yellow vein virus« in das Erbgut der Zuckerrübe ein, so kann sich das Virus nicht mehr vermehren.

Die Kritik von Naturschützern an diesem Vorgehen ist, daß durch die Unterdrückung eines bestimmten Virusstammes möglicherweise andere, noch nicht bekannte Virusstämme massiv auftauchen, deren Vermehrung bislang durch die vorhandenen Viren unterdrückt wurde. Diese Gefahr kann nicht wegdiskutiert werden. Das Risiko liegt vor allem darin, daß viel gefährlichere Virusstämme dadurch die Oberhand gewinnen können.

Resistenzen gegen Totalherbizide

Bei diesem Bereich der Gentechnik geht es um wirtschaftliche Interessen der Herbizidproduzenten. Das Prinzip ist recht einfach: Transgene Pflanzen, die gegen Totalherbizide resistent sind, überleben als einzige die Behandlung. Alle übrigen Kräuter, die auf dem Acker sonst noch wachsen, werden abgetötet. Es verbleibt also nur noch die Pflanze, die man ernten will. Unkraut gibt es dann nicht mehr. Da große forschende Konzerne sowohl Totalherbizide als auch Saatgut vertreiben, befürchten heute viele Bauern, daß sie dadurch in eine Abhängigkeit vom Hersteller getrieben werden. Bedroht sind auch die kleineren und mittelständischen Saatgutzüchter, da sie die hohen Entwicklungskosten der Gentechnik nicht finanzieren können.

Die biologische Radikallösung

Umweltschutzbehörden melden berechtigte Kritik an: Sie befürchten, daß die Bodenmikrofauna, also die kleinen Insekten, Maden, Würmer und Bakterien, zerstört wird. Auf dem Acker würde außer der Nutzpflanze nichts weiter wachsen. Außerdem könnten dadurch viele Wildkräuter ausgerottet werden. Auch das Risiko eines »horizontalen Gentransfers« sollte diskutiert werden: Wenn es zu einem Austausch von Genmaterial zwischen verschiedenen Pflanzen kommt, dann kann auch die künstlich in eine Pflanze eingebrachte Resistenz auf andere Pflanzen überspringen.

Gentechnisch veränderte Nahrungsmittel

Durch gentechnisch veränderte Lebensmittel – z. B. die »Antimatschtomate« – besteht für den Verbraucher keine Gefahr. Fremdgene können nicht ins menschliche Erbgut eingebaut werden! Deswegen gibt es auch keine Kennzeichnungspflicht für diese Art der Lebensmittel.

Gentechnisch veränderte Nahrungsmittel sind die Früchte von transgenen Pflanzen. Berühmtes Beispiel ist die »Antimatschtomate«, die nicht grün geerntet werden muß, um später nachzureifen. Gentechnisch ist es hier gelungen, ein der Tomate eigenes Gen auszuschalten. Es wurde also kein fremdes Erbgut eingebracht. Das fragliche Gen ist für die Produktion eines Enzyms verantwortlich, welches das Pektin der Zellwand abbaut. Dadurch wird die Tomate weich.

US-Tomaten im Supermarkt?

Der Vorteil der »Antimatschtomate« ist, daß sie länger in der Sonne reifen kann und damit einen höheren Gehalt an Vitaminen und Mineralstoffen hat als die grün geerntete. Gleichzeitig ist sie viele Wochen haltbar. Diese Tomate gibt es seit Mitte 1994 in den USA auf dem Markt. Es dürfte nicht mehr allzulange dauern, bis diese Tomate auch in Deutschland auftaucht.

Keine Kennzeichnungspflicht

Für den Verbraucher ist nicht erkennbar, welche Nahrungsmittel gentechnisch verändert wurden. Es gibt keine Kennzeichnungspflicht. Ein Risiko für den Menschen beim Verzehr ist *nicht* vorhanden: Jeder nimmt täglich eine Unmenge an Fremdgenen durch die Nahrung auf. Diese Gene können *nicht* in das menschliche Erbgut eingebaut werden. Sie werden beim Verdauungsprozeß durch bestimmte Enzyme, die sogenannten DNAsen, zerstört. Dies gilt auch für Gene, die durch Übertragung künstlich in eine Pflanze eingebracht wurden.

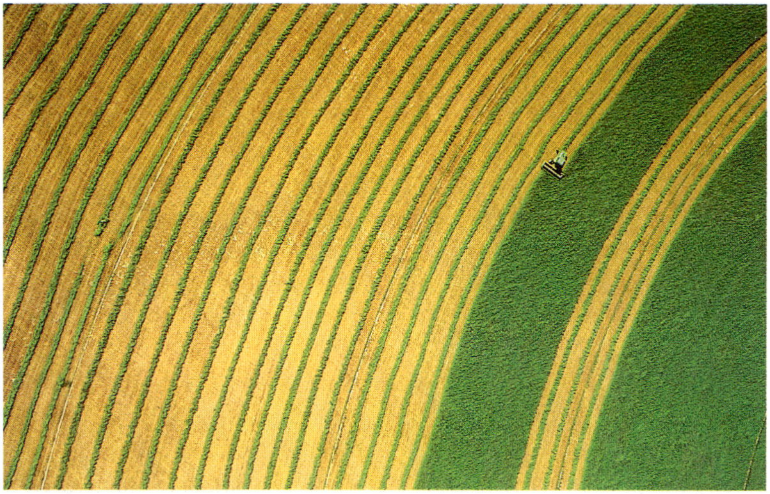

Die weitverbreiteten Monokulturen fördern die Ausbreitung von Schädlingen. Mit Hilfe der Gentechnik wird heute versucht, gegen Ungeziefer resistente Pflanzen zu entwickeln.

Gentechnik bei Verarbeitung und Fermentation

Die Konzerne arbeiten an folgenden Neuentwicklungen:

- Transgene Kulturen zur Herstellung von Sauerkraut und Joghurt arbeiten schneller als die bisherigen Kulturen.
- Für die Bierbrauer gibt es transgene Hefen, die den aufwendigen Gärprozeß bei untergärigem Bier verkürzen.
- Gentechnisch hergestellte Alpha-Amylase (Enzym) wandelt Stärke in Zucker um.

Gentechnisch hergestellte und konventionell erzeugte Produkte sind identisch. Deswegen macht eine Kennzeichnungspflicht keinen Sinn, da Verstöße nicht nachzuweisen wären.

Heutiger Zustand

Gentechnisch produzierte Zusatzstoffe sind identisch zu den mit konventionellen Methoden hergestellten Produkten. Deshalb gibt es keine Möglichkeit des Nachweises.

- Ob Zucker aus einer gentechnisch veränderten Zuckerrübe stammt oder aus einer konventionell angebauten ist nicht nachweisbar. Beide Zuckermoleküle sind chemisch gleich.
- Eine Kennzeichnungspflicht von Produkten aus gentechnisch veränderten Pflanzen macht also keinen Sinn.
- In Deutschland gibt es noch keine genmanipulierten Lebensmittel.
- Bei Waschmitteln sind jedoch die verwendeten biologisch aktiven Enzyme bereits gentechnisch hergestellt.

Nebenstehende Checkliste zur Gentechnik bietet Ihnen fundierte und schnelle Informationen zum heutigen Stand der Gentechnik, zu deren Funktionsweise und zur Lage auf dem Lebensmittelmarkt in Deutschland.

Checkliste: Gentechnik

- Durch Gentechnik können heute Erbinformationen von der Pflanze aufs Tier und auch auf den Menschen übertragen werden. Die Gentechnik kann damit Artengrenzen überspringen, was die Natur nicht kann.
- Genstücke auf den Chromosomen, die bestimmte Eigenschaften eines Organismus steuern, werden mit einer »biologischen Schere« herausgeschnitten und in ein anderes Chromosomenstück eingebracht.
- Ziel der Gentechnik bei Tieren ist es, noch schneller und größer wachsende Nutztiere zu züchten.
- Die Gentechnik für den Menschen umfaßt unterschiedliche Bereiche:
  Herstellung von Medikamenten ohne Verunreinigung
  Schnellere und bessere medizinische Diagnostik
  Therapie von Erbkrankheiten.
- In der Pflanzenzucht können durch Übertragung von Genen verschiedene Eigenschaften erzielt werden:
  Resistenzen gegen Fraßschädlinge
  Resistenzen gegen Pilze und Viren
  Resistenzen gegen Totalherbizide.
- Gentechnik bei Nahrungsmitteln bewirkt:
  Verlängerung der Haltbarkeit
  Vergrößerung der Pflanzen
  Verbesserung der Nährstoffzusammensetzung.
- Beispiel für längere Haltbarkeit: die »Antimatschtomate«.
- Verarbeitungshilfsstoffe und Fermentationshilfen für die Lebensmittelverarbeitung können heute auch schon zu Teilen mit transgenen Bakterien und Hefen produziert werden.
- Da sich die gentechnisch hergestellten Produkte chemisch nicht von den nach herkömmlichen Methoden produzierten Erzeugnissen unterscheiden, ist ein Nachweis nicht möglich.
- Eine Kennzeichnungspflicht macht wegen der identischen chemischen Struktur und der fehlenden Nachweismöglichkeit keinen Sinn.

Entwicklung der Gentechnik

Die bisher aufgezeigten Möglichkeiten der Gentechnik sind nur ein kleiner Ausschnitt dessen, was uns die Zukunft auf diesem Forschungszweig noch bringen kann. Zumindest lassen sich daraus schon Unterschiede in möglichen Risiken für unsere Umwelt und uns selbst erkennen.

Aspekte der Abwägung

Die Gentechnik generell abzulehnen könnte bedeuten, daß man auf Ansätze zur Lösung des Welthungerproblems verzichtet, während gleichzeitig die Weltbevölkerung weiter rasant zunimmt.
Schließlich könnte das die Gesundheit belastende Ausbringen von Pestiziden weltweit vermindert werden.

Internationale Verflechtung

Selbst wenn in Deutschland Forschungsaktivitäten in der Gentechnik verboten würden, hielte dies die übrigen Staaten nicht davon ab, auf diesem Weg weiter zu forschen. Die enge Verflechtung der Staaten der westlichen Welt führt dazu, daß die Risiken der Gentechnik an den Grenzen nicht haltmachen.

Bitte bedenken Sie: Die Gentechnik könnte auch eine Lösung des Welthungerproblems bringen. Deswegen ist eine vorschnelle Ablehnung problematisch – und für viele Menschen tödlich. Den absolut sicheren Weg gibt es nicht. Daher sind tragfähige und verantwortungsbewußte Kompromisse zu suchen.

Richtlinien zur Risikoabwägung

Risiken, die bereits heute erkennbar und absehbar sind, müssen diskutiert und eine Lösung gefunden werden.
Ethisches Handeln muß oberstes Gebot in den Entwicklungslabors sein – vor der Gewinnmaximierung.
Da große Konzerne heute auch über eine politische Macht verfügen, ist eine wichtige Aufgabe unserer Politiker, hier die geeigneten Kontrollmechanismen zu finden. Die Gentechnik (inklusive Forschung und Anwendung) muß genauestens gesetzlich geregelt werden.

Suche nach dem richtigen Weg

»Es gilt, den schmalen Pfad zwischen leichtfertigem Risiko und gefährlicher Risikoscheu zu finden. Den absolut sicheren Weg des Überlebens kennt niemand. Vielleicht haben wir aber eine Chance, wenn wir gemeinsam den vermutlich besseren Weg suchen.« (Erhard Ratz, Kirchenrat)

Rinderwahnsinn (BSE)

BSE – Gefahr für Menschen?

Vorgeschichte der Krankheit

Schon seit 250 Jahren kennt man eine Erkrankung der Schafe, die dem Rinderwahnsinn gleicht: die Scrapie.

Bei Schafen ist eine dem Rinderwahnsinn ähnliche Erkrankung des Gehirns und der Nerven, die Scrapie, seit langem bekannt. Schon vor 250 Jahren wurde diese Erkrankung beschrieben. Die Schafe zeigen eine erhöhte Schreckhaftigkeit, Muskelzittern, Juckreiz und magern ab. Infizierte Mutterschafe, die bereits Träger des Erregers sind, ohne schon erkennbare Krankheitszeichen entwickelt zu haben, geben das sogenannte Scrapie-Prion über die Nachgeburt an das neugeborene Schaf weiter.

Prionen

Als Prionen werden Krankheitserreger bezeichnet, die den Viren ähnlich sind. Deren genaue Eigenschaften sind der medizinischen Forschung heute noch nicht bekannt. Auffallend ist die lange Inkubationszeit, d.h. die Zeit, die von der Infektion des Körpers bis zum Ausbruch der Krankheit vergeht:

- Schnupfenviren brauchen z. B. 24 Stunden bis einige Tage.
- Hepatitis-B-Viren benötigen ca. drei bis sechs Monate.
- Aidsviren brauchen ca. sechs Monate bis mehrere Jahre, um den Körper krank zu machen.
- Bei Schafen, die mit dem Scrapie-Erreger infiziert sind, dauert es ca. drei bis vier Jahre, bis die tödlich verlaufende Erkrankung ausbricht.

Inkubationszeit und Lebenserwartung

Prionen sind »langsame Viren«: Die Inkubationszeit scheint mit der Lebenserwartung zusammenzuhängen: Hamster erkranken nach Injektion des Scrapie-Prions bereits nach 60 Tagen. Scrapie tritt heute weltweit auf – mit Ausnahme von Australien und Neuseeland. Experten schätzen, daß in England, der Hochburg der Scrapie-Erkrankung, ca. ein Drittel aller Schafe infiziert sind.

Scrapie wechselt zum Rind

Das Fleisch der an Scrapie verendeten Schafe wurde zu Tiermehl verarbeitet, das wiederum an Rinder verfüttert wurde. Rinder sind normalerweise Grasfresser und keine Fleischfresser. Dies ging lange Jahre gut.

Bis jemand auf die Idee kam, das aufwendige Verfahren der Tierkörperverwertung zu verkürzen, um die Kosten zu senken: Die neue Methode sah eine kürzere Erhitzungszeit für das Tiermehlprodukt vor, die vermutlich den Erreger nicht mehr abtötet. Erforderlich sind 133 °C bei drei Bar Dampfdruck, ca. 20 Minuten lang.

Rinder sind Vegetarier: Trotzdem verfütterten englische Bauern Tiermehl von verendeten Scrapie-Schafen an ihre Rinder. Da das Tiermehl nicht gut genug sterilisiert war, nahm 1986 der Rinderwahnsinn seinen Lauf. Die Seuche ist bis heute nicht gestoppt.

1986: Der Ausbruch von BSE

Die ersten Gerüchte über BSE (Bovine Spongiforme Enzephalopathie) bei Rindern stammen aus dem Jahr 1986. Die damals erkrankten Rinder wurden mangels Wissen um die Zusammenhänge wieder zu Tiermehl verarbeitet und erneut verfüttert.

Die BSE-Seuche breitete sich aus: 150000 Rinder sind in England bisher daran zugrunde gegangen. In Deutschland gibt es vier Meldungen über diese Erkrankung bei aus Großbritannien importierten Rindern. Da Tiermäster mit großen Umsatzeinbußen bezüglich ihres übrigen Tierbestands rechnen müssen, dürfte die Dunkelziffer deutlich höher liegen. BSE ist bis heute nicht gestoppt.

BSE auch bei anderen Tieren

Eine ähnliche Übertragung ist auf Nerzfarmen zu beobachten: Nerze, die mit dem Tiermehl von Scrapie-Schafen aufgezogen wurden, erkrankten an der Nerzenzephalopathie (Gehirnerkrankung). Seit 1967 gibt es diese Enzephalopathie auch bei Maultierhirschen, die in Gefangenschaft gehalten werden.

Wie wird BSE bei Rindern nachgewiesen?

Derzeit gibt es noch kein Testverfahren, das die Diagnose am lebenden Tier ermöglicht. Erst nach dem Tod kann das Gehirn histologisch (= mittels mikroskopischer Gewebeschnitte) begutachtet werden. Daran schließt sich eine sogenannte Immunoblot-Untersuchung an, mit deren Hilfe krankhaftes Prionprotein durch eine Antikörperreaktion nachweisbar ist.

Verlauf der BSE-Epidemie in England

Nachdem die Zusammenhänge bekannt waren, verboten die Behörden 1988 die Verfütterung von Tiermehl. »Leider« hörten die Mastviehbetriebe nicht sofort damit auf, sondern verwendeten erst noch ihre Restbestände, die sie auf Lager hatten. Im Winter 1992/93 erreichte die Erkrankungsserie mit 4000 befallenen Tieren pro Monat (!) in England ihren Höhepunkt. Momentan sind es noch ca. 1200 gemeldete Fälle pro Monat!

Versäumnisse der EU

Seit 1988 ist der Zusammenhang zwischen krankmachendem Tiermehl und BSE bekannt. Jedoch erst sechs (!) Jahre später sinken die Erkrankungsziffern. Heute kann kein Verbraucher in der EU sicher sein, daß Rindfleisch im Laden nicht von BSE-Rindern stammt. Die einzige Alternative ist der Biobauer.

Die Bürokraten in Brüssel reagierten nicht – ganze sechs Jahre lang! Erst sechs Jahre nach dem 1988er Verbot in England wurde die Verfütterung von Tiermehl an Wiederkäuer (Pflanzenfresser) am 7. Juli 1994 in allen Mitgliedstaaten der EU verboten (Entscheidung 94/381/EG, ABl, EG L, 172 S. 23).

Die EU-Mitgliedstaaten trafen des weiteren eine gemeinsame Vereinbarung, um die Ausbreitung der Erkrankung zu bekämpfen: Kälber von BSE-freien Elterntieren dürfen nur mit eindeutiger, aber nicht fälschungssicherer, Kennzeichnung aus Großbritannien in andere Mitgliedstaaten gebracht werden und müssen vor Ablauf ihres sechsten Lebensmonats geschlachtet werden.

Handelbares Rindfleisch

Doch es kommt noch schlimmer: Fleisch von Rindern, die jünger als zwei Jahre sind, und Fleisch aus Beständen, die seit mindestens sechs Jahren BSE-frei sind, dürfen ohne Beschränkung gehandelt werden. Wenn das Fleisch von älteren Tieren stammt, muß es von Knochen, Nerven und Lymphgewebe befreit sein.

Keine Sicherheit in Deutschland!

Für den Verbraucher in Deutschland ist jedoch nicht nachprüfbar, woher das Rindfleisch stammt. Englisches Rindfleisch kann z.B. über ein anderes EU-Land nach Deutschland kommen. Vermerkt ist nur das letzte Exportland. Daß das Fleisch ursprünglich aus England kommt, ist somit nicht mehr erkennbar. Fleisch vom Biobauern, der gewissenhaft ist und keine Tiermehle mehr verfüttert, scheint derzeit die sicherste Alternative zu sein.

Gehirnerkrankungen beim Menschen

Auch der Mensch ist bislang nicht von der BSE-ähnlichen Erkrankung des Gehirns (Enzephalopathien) verschont geblieben. Drei verschiedene Arten sind seit vielen Jahrzehnten bekannt:

- Jakob-Creutzfeldt-Disease (CJD)
- Gerstmann-Sträussler-Scheinker-Syndrom (GSS)
- Kuru.

Die wichtigste Frage lautet: Ist Rinderwahnsinn auf den Menschen übertragbar? Denn schließlich gibt es auch beim Menschen eine Reihe von ähnlichen Gehirnerkrankungen (Enzephalopathien). Die Antwort lautet: Im Prinzip ja. Sie können jedoch das Risiko weit vermindern.

Jakob-Creutzfeldt-Disease CJD und GSS

Die Krankheit CJD tritt weltweit sehr selten auf: Etwa ein Fall pro eine Million Einwohner und Jahr wird gemeldet. Eine Infektionsquelle oder sonstige Ursachen sind dafür bislang nicht gefunden. Bei jedem achten Erkrankten an CJD oder GSS wiesen Forscher eine Genmutation (Veränderung des Erbguts) nach.

Menschenfresser in Papua-Neuguinea

Kuru ist eine Infektionserkrankung beim Fore-Stamm auf Papua-Neuguinea. Aufgrund eines Zeremoniells wurden die Gehirne von Menschen, die an Kuru verstorben waren, verspeist. Seitdem die Regierung ein Verbot ausgesprochen hat, gibt es keine Kuru-Erkrankung mehr.

Ist BSE übertragbar?

Im Prinzip: Ja! Der BSE-Erreger gehört in die Gruppe der »übertragbaren spongiformen Enzephalopathien«. Da das BSE-Prion die Speziesbarriere vom Schaf zum Rind und auch zum Nerz überspringt, kann eine Übertragung auf den Menschen nicht mit hundertprozentiger Sicherheit ausgeschlossen werden.

Die Höhe des Risikos

Ein Risiko ist da. Die Frage ist, in welcher Höhe es sich bewegt. Da die Übertragung einer Infektion von mehreren Faktoren abhängt, müssen diese getrennt bewertet werden. Vier Faktoren scheinen für das Überspringen des BSE-Erregers von Spezie zu Spezie eine wichtige Rolle zu spielen.

Vier Faktoren für BSE-Infektionen

Bei einer BSE-Infektion spielen vier Faktoren eine zentrale Rolle: Auf dieser Seite finden Sie detaillierte Informationen über alle vier Aspekte einer Infektion.

Bei der Übertragung des BSE-Erregers sind vier Faktoren zu bewerten.

Faktor 1: Unterschiede zwischen verschiedenen Spezies

Das Scrapie-Prion und auch BSE befällt vorrangig Wiederkäuer.

Die der Scrapie ähnliche Erkrankung, die CJD, befällt auch Personen, die nachweislich nie Schaffleisch gegessen haben, u.a. war auch eine Vegetarierin dabei.

Scrapie läßt sich auf Menschenaffen selbst durch Einspritzen des Erregers in das Gehirn nicht übertragen. Schimpansen, die im Jahr 1966 Scrapie-Erreger gespritzt bekamen, erkrankten innerhalb der nächsten 26 Jahre nicht.

Allerdings überspringt das BSE-Prion die Speziesschranke zu den Nerzen über erregerhaltiges Futter. Nerze gehören zur Gattung der Fleischfresser.

Die Ähnlichkeit des Affen zum Menschen läßt das Übertragungsrisiko sehr gering erscheinen, aber nicht mit der notwendigen Sicherheit ausschließen.

Faktor 2: Eigenschaften des Erregers

Grippeviren ändern z. B. häufig ihre Oberflächenbeschaffenheit und damit ihre antigene Struktur. Deshalb bietet eine Grippeschutzimpfung keine endgültige Sicherheit vor einer Infektion.

Vom BSE-Prion wissen wir bislang, daß es sich um einen stabilen Erreger zu handeln scheint, der seine Oberflächen nicht ändert.

Durch diese Stabilität in den Eigenschaften ist ein Überspringen von Speziesschranken erschwert.

Faktor 3: Der Infektionsweg

Mäuse lassen sich mit dem BSE-Prion kaum über erregerhaltiges Futter infizieren. Es sind enorm hohe Konzentrationen des Erregers notwendig.

Eine Einspritzung in das Gehirn führt jedoch mit Sicherheit zu einer Erkrankung.

Da das BSE-Prion bei Rindern nur im Gehirn und Rückenmark nachweisbar ist, dürfte Fleisch kaum Material enthalten, das imstande ist, eine Infektion auszulösen. Anders ist es zu bewerten, wenn Gehirn oder Rückenmark mit Fleisch in Verbindung kommt. Daher dürfen Rinderhälften nie mit der Kettensäge zerteilt werden.

Faktor 4: Die Infektionsdosis
Grundsätzlich gilt: Mit der Menge der aufgenommenen Erreger steigt auch die Wahrscheinlichkeit einer Infektion.
Vermutlich kann die Immunabwehr noch mit einer geringen Menge an infektiösem Material fertig werden. Bei höheren Dosen ist sie aber überfordert.

Bewertung des Risikos

Bislang ist nicht auszuschließen, daß unter extremen Bedingungen, wie z. B. bei Verzehr von Rinderhirn oder häufigem Genuß von erregerhaltigem rohen Rindfleisch, die BSE-Erkrankung auf den Menschen überspringt. Unter Beachtung verschiedener Sicherheitsvorkehrungen läßt sich das Risiko jedoch einschränken.

Checkliste: BSE-Risiko

- Am sichersten ist es, wenn Sie kein Fleisch mehr essen.
- Milch ist frei von BSE-Erregern.
- Biobauern produzieren Fleisch mit dem geringsten Risiko.
- Aus Großbritannien eingeführtes Fleisch und Wurstwaren oder Wurstwaren, die mit aus England stammendem Fleisch hergestellt wurden, haben ein höheres Risiko.
- Weil die Menge der aufgenommenen Erreger eine Rolle für die Auslösung einer Erkrankung spielt, können folgende Ernährungsempfehlungen für Vielfleischesser gegeben werden:
  Essen Sie keinerlei Gehirn von Tieren.
  Das gilt auch für Produkte, die mit Gehirn hergestellt wurden.
  Verzehren Sie grundsätzlich kein rohes Fleisch.
  Halbieren Sie Ihren Fleisch- und Wurstkonsum.
- Achten Sie auf gesunde Ernährung.
- Stärken Sie Ihre Immunabwehr, denn ein intaktes, stabiles Immunsystem ist am besten in der Lage, sich erfolgreich gegen eindringende Keime zu wehren.
- Vergessen Sie nicht: Ein Leben ohne Risiken gibt es nicht, aber Sie können durch Ihr Verhalten die gesundheitlichen Risiken eindämmen.

Ein Leben völlig ohne Risiken gibt es nicht. Nebenstehende Checkliste gibt Ihnen jedoch fundierte Informationen, wie Sie Ihr persönliches Risiko einer BSE-Infektion so senken können, daß ein Auftreten unwahrscheinlich wird.

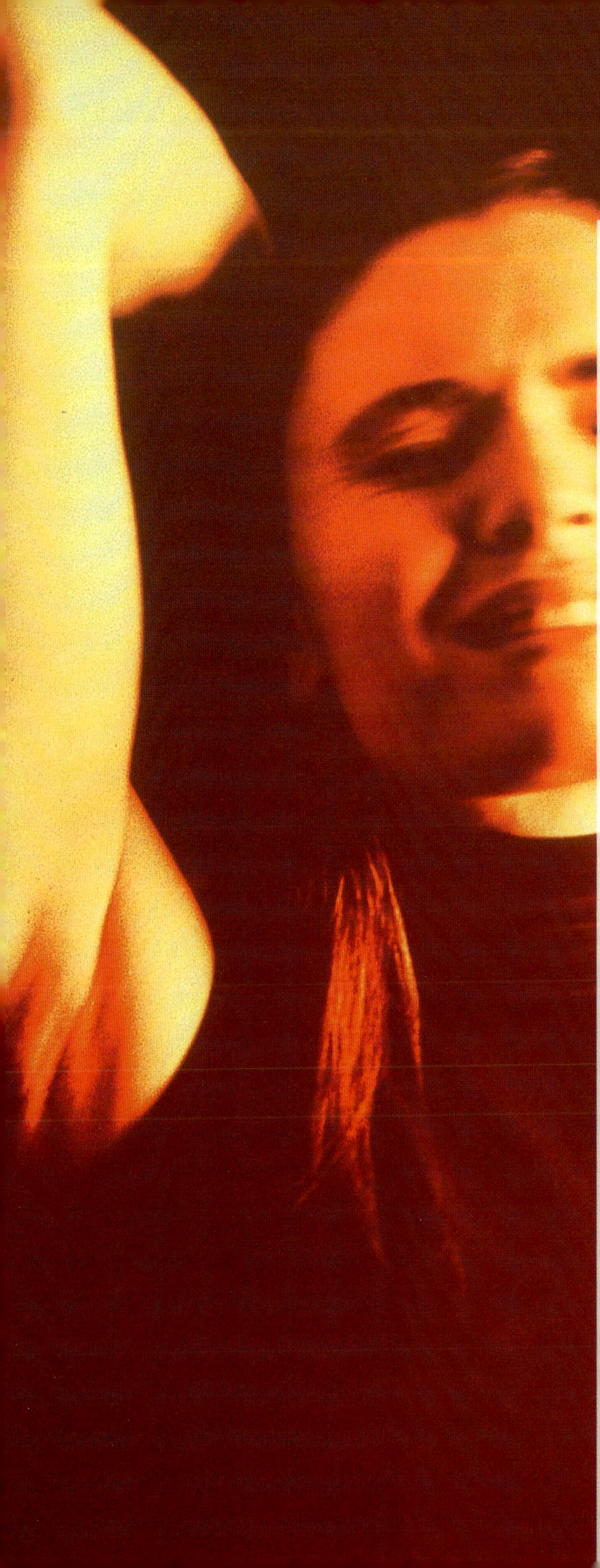

REAKTIONEN DES KÖRPERS AUF SCHAD-STOFFE

Tagtäglich wird Ihr Organismus mit Schadstoffen belastet – aus der Luft, dem Wasser und aus der Nahrung. Ob Sie in der Großstadt oder auf dem Lande wohnen, Sie können den Schadstoffen nicht mehr entgehen. Bei soviel Gift ist es kein Wunder, daß mehr und mehr Menschen allergisch reagieren.
Wie können Sie Schadstoffe bestmöglich vermeiden? Dieses Kapitel entwickelt für Sie eine ganz individuelle Strategie für ein gesünderes Leben.

Beschwerden aufgrund von Schadstoffbelastungen

Störungen – Hinweis auf Gifte

Natürliche und künstliche Schadstoffe werden in der Regel in sehr geringen Mengen, dafür aber regelmäßig unserem Körper zugeführt. Von den Schadstoffen können einzelne Organe, aber auch das gesamte Immunsystem in Mitleidenschaft gezogen werden. Letzteres ist am häufigsten betroffen.
Bereits 25 Prozent aller Deutschen leiden unter Allergien der verschiedensten Ursachen. Jedes Jahr ist eine weitere Zunahme zu beobachten. Die Vielzahl von chemischen Produkten sowie deren Abbauprodukten macht es nahezu unmöglich, die Ursache herauszufinden.

Die Reaktion des einzelnen auf Schadstoffe, z. B. auf den Vitaminräuber Pflanzenschutzmittel, ist sehr unterschiedlich.

Pflanzenschutzmittel sind Vitaminräuber

Pflanzenschutzmittel, vor allem Organochlorverbindungen, die durch Verzehr der Nahrungsmittel in den Körper gelangen, führen nahezu alle zur Bildung von Radikalen.
Da diese Schadstoffe Vitaminräuber ersten Ranges sind, drücken sich Belastungen vor allem in Störungen aus, die auf eine Vitaminunterversorgung schließen lassen.
Am Anfang sind dies Befindlichkeitsstörungen, die jedoch nur den Verdacht auf einen möglichen »oxidativen Streß« mit nachfolgender Vitaminunterversorgung zulassen.

Eine Frage der Erbanlage

Die Frage, inwieweit der einzelne davon betroffen sein wird, hängt wesentlich davon ab, welche Erbanlage vorliegt. Es gibt Personen, die auf Umweltschadstoffe deutlich sensibler reagieren als andere. Vermutlich sind ererbte Besonderheiten im Stoffwechselgeschehen daran schuld. Diese Veranlagung läßt sich kaum beeinflussen.

Beruf kontra Allgemeinbelastung

Heute unterscheiden wir zwischen zwei Belastungssituationen:

- **Berufsbedingter Umgang mit Giften**
  Dies umfaßt diejenigen Mitarbeiter, die berufsbedingt mit hohen Mengen an bestimmten kritischen Stoffen umgehen müssen. Diese Menschen sind gelegentlich Opfer von Betriebsunfällen.
- **Allgemeinbelastung**
  Zum anderen betrifft es nahezu jeden, der tagein, tagaus Schadstoffe aufnimmt, in niedrigen Mengen zwar, dafür aber lebenslang.

Befindlichkeitsstörungen

Vitaminmangel wird u.a. von Pflanzenschutzmitteln verursacht; Befindlichkeitsstörungen sind die Folge. Dem Körper fehlen wichtige Nährstoffe: Er zeigt uns die »gelbe Karte«.

Beschwerden äußern sich als Abgespanntheit, Nervosität, Föhnfühligkeit und vor allem Einschlafstörungen. Im ersten Stadium des Vitaminmangels treten diese Symptome meist nur unter Belastungssituationen wie Streß, Ärger und dergleichen mehr auf. In Ruhezeiten kann der Körper mit seinem Potential an Antioxidantien gerade noch auskommen. Umfangreiche Untersuchungen zeigten, daß bereits ein leichter Vitaminmangel zu erhöhter Gereiztheit führt. Ebenso können Nervosität, Neigung zu depressiven Verstimmungen sowie Angstgefühle hier ihre Ursache haben.

Dies ist die Sprache des Körpers, die signalisiert, daß der Bedarf an essentiellen Nährstoffen durch die Nahrung nicht mehr ausgeglichen wird. Der Körper zeigt uns, um mit den Worten von Dr. Kuklinski, Rostock, zu sprechen, die »gelbe Karte«.

Checkliste: Vitaminunterversorgung

Vitaminunterversorgung äußert sich im ersten Stadium in Befindlichkeitsstörungen, die meist erst unter Belastung auftreten:

- Abgespanntheit
- Nervosität
- Erhöhte Gereiztheit
- Föhnfühligkeit
- Depressive Verstimmungen
- Angstgefühle
- Einschlafstörungen.

Risikogruppen für Erkältungen

Hier sind immer wieder die gleichen Risikogruppen zu finden:

- Jugendliche essen oft vitaminarme Lebensmittel wie Chips, Hamburger, Pommes frites, Süßigkeiten und Cola-Getränke.
- Ältere Menschen können oft trotz einer Ernährung mit viel Obst und Gemüse den Bedarf nicht decken, weil die Säureproduktion des Magens mit steigendem Alter nachläßt. Wertvolle Nährstoffe können so nicht mehr ausreichend aufgeschlossen werden.
- Frauen erreichen durch einseitige Diäten eine schnelle Gewichtsreduktion, die in der Regel mit einem deutlichen Mangel an lebensnotwendigen Stoffen einhergeht. Deshalb sehen Frauen nach derartigen Gewaltkuren zwar dünner aus, haben aber oft glanzlose Haare, brüchige Fingernägel und ein graues Hautbild.
- Alkohol in hohen Mengen stört die Aufnahme von bestimmten Vitaminen und führt zu einer vermehrten Ausscheidung. Zudem sind Personen, die regelmäßig viel trinken, oft auch schlechte Gemüse- und Obstesser.
- Operationen sind Eingriffe in den Organismus, die einen erhöhten Bedarf an Vitaminen und Spurenelementen nach sich ziehen.

Zu wenige Vitamine machen schneller alt

Da Vitaminunterversorgungen zu den verschiedensten Erkrankungen führen können, wird der »Verursacher« überdeckt. Bei hoher Schadstoffbelastung reicht selbst eine ausgewogene, gesunde Ernährung nicht mehr aus, um den gesteigerten Vitaminbedarf zu decken.
So kommt es schließlich zu Erkrankungen unterschiedlichster Art, wie z.B. häufige Erkältungen, trockene Haut, brüchige Haare und Fingernägel.
Werden diese Mißverhältnisse 30 bis 40 Jahre und noch länger hingeschleppt, so altert der Körper schneller. Frühzeitige Zeichen der Arterienverkalkung lassen sich oft schon bei Vierzigjährigen nachweisen, Arthrosebeschwerden schon bei Fünfzigjährigen.

Vitaminmangel, wie er z.B. bei einseitigen Diäten auftritt, führt zu nachlassender Widerstandskraft, zu häufigen Erkältungen, stumpfen Haaren, brüchigen Fingernägeln und zu schnellerem Altern.

Schadstoffe greifen auch das Cholesterin im Körper an. Nach einer komplizierten Reaktionskaskade führt dies zur Arterienverkalkung. Auch dieser Prozeß wird durch Vitaminmangel verstärkt.

Wenn das Gedächtnis aussetzt

Gelegentlich sind auch noch Unverträglichkeitsreaktionen gegenüber bestimmten Lebensmitteln im Spiel. Am unangenehmsten empfinden wir es jedoch, wenn bereits mit 40 Jahren erste leichte Gedächtnisstörungen, wie z.B. Wortfindungsstörungen, auftreten. Damit hat uns der Körper aber schon die »rote Karte« gezeigt, d. h., daß die Schäden schon fortgeschritten sind. Die Chance liegt im wesentlichen darin, die Progression aufzuhalten oder zumindest zu verlangsamen.

Checkliste: Häufige Erkältungen

- Bei häufigen Erkältungen befindet sich der einzelne schon im zweiten Stadium der Vitaminunterversorgung.
- Es liegt häufig eine Kombination aus vitaminarmer Ernährung und gleichzeitig gesteigertem Bedarf vor.
- Schon ein kleiner Mangel an Folsäure, Vitamin A, B6 und C schwächt die Immunabwehr.

Frühzeitige Arterienverkalkung

Schadstoffe, die im Körper zu Radikalen umgewandelt werden, greifen auch das Cholesterin an. Dieses wird durch den oxidativen Angriff in sogenanntes Oxy-Cholesterin umgewandelt – nichts anderes als ranziges Fett. Dieses kann nicht mehr an die Rezeptoren der Zellwände andocken, um in das Zellinnere zur Verbrennung zu gelangen. So versucht die Immunabwehr diesen Abfall zu beseitigen, indem er von Makrophagen (bestimmten weißen Blutkörperchen) aufgenommen wird. Durch diese Aktion übernehmen sie sich aber und werden zu Schaumzellen umgewandelt. Diese kleben an den Arterienwänden fest und lösen eine Kaskade von Reaktionen aus. So führen sie zur Entstehung von Gefäßverkalkungen.

In neuester Zeit wurde ein weiterer Risikofaktor für die frühzeitige Verkalkung entdeckt: Homozystein. Dies ist eine für uns giftige Substanz, eine Aminosäure, die der Körper für uns fälschlicherweise dann produziert, wenn es ihm an Vitamin B6, Vitamin B12 und auch an Folsäure mangelt.

Risikogruppen

Unter diesen Bedingungen stellt der Körper aus der Aminosäure Methionin nicht das Zystein her, sondern Homozystein. Dies führt kurzfristig zu einer schlechteren Gedächtnisfunktion, mittel- und langfristig jedoch zu Arteriosklerose. Dieser Prozeß dauert viele Jahrzehnte. Homozystein greift Cholesterin an und oxidiert es.
Kritisch ist die Lage für Frauen, die die Antibabypille nehmen, für ältere Menschen, Raucher und Alkoholiker: Sie alle haben zu niedrige Vitamin-B6- und Folsäurespiegel. Durch eine ausreichende Vitaminversorgung kann dieser Prozeß gestoppt werden.

Eine langjährige Schadstoffbelastung produziert freie Radikale, die sich als Mitverursacher der Arthrose jeden Morgen schmerzhaft in Erinnerung bringen.

Checkliste: Frühzeitige Arterienverkalkung

Frühzeitige Arterienverkalkung ist im wesentlichen auf die gesteigerte Bildung von freien Radikalen zurückzuführen:

- Bildung von »ranzigem Fett« durch Oxidation von Cholesterin bei Mangel an Antioxidantien.
- Homozystein wirkt als Radikal und greift Cholesterin an. Es wird unter Vitaminmangel als »Fehlkonstruktion« aus Methionin gebildet. Aber der Körper wollte Zystein bilden.

Arthrose

Arthrose zählt zu den altersbedingten Verschleißerscheinungen, die zu Steifheit in den Gelenken führt. Die Betroffenen leiden vor allem morgens beim Aufstehen unter Schmerzen bei Bewegung, die sich jedoch im Laufe des Tages bessern. Die Ursache der Beschwerden liegt in einer Zerstörung der Gelenkflächen durch freie Radikale. Als Ursache ist erneut eine langjährige Schadstoffbelastung zu nennen.

Checkliste: Arthrose

- Altersbedingte Verschleißerscheinungen setzen um so früher ein, je schlechter die Ernährung zusammengesetzt ist.
- Dies spüren vor allem Personen, die, aus welchen Gründen auch immer, einen erhöhten Bedarf an Antioxidantien haben.

Unfruchtbarkeit

Ungewollt kinderlos sind heute bereits ca. 15 bis 20 Prozent aller (Ehe-)Paare. Die Ursachenermittlung ist dabei recht schwierig, da es sehr unterschiedliche Gründe dafür geben kann. Von psychischen Störungen über innere Fehlbildungen in den Geschlechtsorganen bis hin zu Alkohol- und Nikotinmißbrauch reicht das Spektrum.

Dramatischer Rückgang der Spermien

Ein Grund, der jedoch immer häufiger diagnostiziert wird, ist der Rückgang der Zahl der Spermien im Ejakulat. Wurden 1951 noch ca. 120 Millionen Spermien pro Milliliter gemessen, so waren es 1989 nur noch ein Sechstel, nämlich 20 Millionen.

Überlebenskampf der Spermien

Die Anzahl der zeugungsfähigen Spermien ging in den letzten Jahrzehnten dramatisch zurück – von 120 Millionen Spermien pro Milliliter auf 20 Millionen (1951 bis 1989). Der biologische Grenzwert liegt bei zehn Millionen. Es ist erwiesen, daß zahlreiche Schadstoffe die Fruchtbarkeit schwächen.

Die Natur hat sich ein System der männlichen Fortpflanzung ausgedacht, das nur mit Übermengen an Spermien funktioniert. Aufgrund von Besonderheiten in der weiblichen Vagina bleiben nur wenige Spermien im Überlebenskampf übrig, um eine Eizelle befruchten zu können.

Grenzwert: Zehn Millionen Spermien

Weniger als zehn Millionen Spermien pro Milliliter (ein tausendstel Liter) Ejakulat reichen nicht mehr aus, um zeugungsfähig zu sein. Experten vermuten, daß dieser Rückgang der Spermienanzahl u.a. auf chemische Substanzen mit östrogenartiger Wirkung zurückzuführen ist.

Schadstoff Antibabypille?

Bestimmte Pestizide, wie DDT, Endosulfan, Dieldrin, PCB, Dioxine, Furane und chlororganische Verbindungen wirken bei Mensch und Tier wie weibliche Geschlechtshormone. Sie sind in der Umwelt und damit auch in der Nahrungskette Pflanze – Tier – Mensch weit verbreitet. Weitere, nicht unerhebliche Mengen von östrogenartigen Stoffen gelangen über die Antibabypille in die Umwelt. Der Organismus der Frau baut die weiblichen Hormone der Pille zum Teil nur unvollständig ab. In dieser Form gelangen sie über den Urin in das Abwasser und damit in die Felder sowie letztendlich in die Nahrungskette.

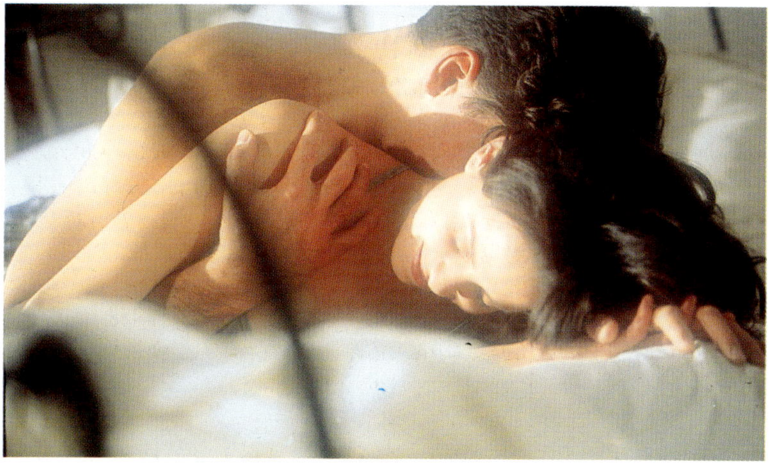

Kinderlosigkeit ist häufig eine große Belastung für ein Paar, das sich Kinder wünscht. Die starke Schadstoffbelastung unserer Nahrung ist eine der Hauptursachen der Unfruchtbarkeit.

Bedrohung Östrogen

Wissenschaftler warnten schon 1994: »Die männliche Sexualität ertrinkt in einem See von Östrogen.« (N. Skakkeback, Kopenhagen) Die Folgen sind: Zunahme der Fehlbildung männlicher Geschlechtsorgane, Hodentumore und Rückgang der Fertilität.

Immer mehr Östrogen wird produziert, z. B. für Antibabypillen. Je mehr Östrogen sich im Nahrungskreislauf befindet, um so mehr wird die männliche Sexualität gebremst. »Die männliche Sexualität ertrinkt in einem See von Östrogen.«

Schadstoffe schwächen die Fruchtbarkeit

Eine Untersuchung des Ejakulats von unfruchtbaren Männern zeigte einen höheren Gehalt an Pestizid- und Schwermetallrückständen als bei fruchtbaren Männern. Jede Form von Belastung, die zu einer erhöhten Produktion von Radikalen führt, schädigt die fetthaltigen Zellstrukturen, wenn nicht ausreichend Antioxidantien vorhanden sind.

Checkliste: Unfruchtbarkeit

- Pestizide, die sich im Körper ansammeln, führen beim Ab- oder Umbau zu einer Bildung von freien Radikalen.
- Freie Radikale können zu Schäden führen, wenn der Körper zu wenige Antioxidantien zur Verfügung hat.
- Spermien zeigen sich dabei als besonders empfindlich, da ihre Umhüllung viele ungesättigte Fettsäuren enthält.

Allergien

Als Auslöser von Allergien kommt eine Vielzahl von Stoffen in Betracht: natürliche Inhaltsstoffe der Lebensmittel und praktisch alle künstlichen Zusatzstoffe. Die Suche nach dem Allergen ist langwierig und mühsam, doch dem Allergiker bleibt kaum eine andere Wahl.

Allergien sind Immundefekte

Unverträglichkeitsreaktionen (Allergien) auf bestimmte natürliche oder künstliche Stoffe nehmen deutlich zu. Da Allergien im weitesten Sinne Immundefekte sind, läßt sich daraus ableiten, daß unser Abwehrsystem – aus welchen Gründen auch immer – vermehrt zu krankhaften Reaktionen neigt.

Die Suche nach dem Allergen

In den seltensten Fällen gelingt es, die Ursache herauszufinden. Wenn eine Allergie gegen einen Stoff vorliegt, der Ähnlichkeit mit anderen Produkten hat, dann kann sich die allergische Reaktion auch auf andere Bereiche ausdehnen. Diesen Vorgang nennt man Kreuzreaktion. Ein Allergiker, der Birkenpollen nicht verträgt, sollte tunlichst Haselnüsse, Mandeln und Äpfel meiden, da bestimmte Bestandteile in diesen Nahrungsmitteln den Molekülen der Birkenpollen ähneln.

Symptome der Allergie

Nach dem Verzehr bestimmter Nahrungsstoffe kann es zu Magen-Darm-Beschwerden, Erbrechen, Durchfällen, Luftnot (Asthma), juckendem Hautausschlag oder zu Blutdruckabfällen kommen.

Mögliche Auslöser

Auslösende Stoffe einer Allergie können sein:

- Natürliche Inhaltsstoffe der Nahrung
- Farbstoffe
- Schwermetalle
- Pestizide
- Azofarbstoffe wie Tartrazin
- Konservierungsstoffe, darunter vor allem:
  Benzoesäure
  Sorbinsäure
  Salizylate, die in vielen Lebensmitteln wie Obst, Obstsäften oder Gewürzen natürlich enthalten sind.

Natürliche Salizylate

In vielen »gesunden« Nahrungsmitteln kommen natürlicherweise Salizylate vor. Menschen, die allergisch auf Salizylate reagieren, müssen daher leider auf diese Nahrung verzichten.
Als Beispiel salizylathaltiger Nahrungsmittel sind zu nennen:

- Blaubeeren, Brombeeren, Himbeeren und Johannisbeeren
- Paprika
- Rosinen und Sultaninen
- Orangen
- Currypulver.

Sie sollten auf jeden Fall versuchen, die Ursache Ihrer Allergie zu finden, um diese problematischen Stoffe in Ihrem Speiseplan soweit wie möglich zu vermeiden.

Die Suche nach »Ihrem« Allergen lohnt sich schon deshalb, weil Ihr Leiden dann »bewiesen« ist und Sie nicht mehr in der »psychosomatischen Ecke« stehen.

Checkliste: Allergien

- Allergische und pseudoallergische Reaktionen können sowohl durch natürliche als auch durch künstliche Stoffe in Nahrungsmitteln ausgelöst werden.
- Die Beschwerdesymptomatik reicht von Magen-Darm-Krämpfen über Erbrechen und Durchfälle bis zu juckenden Hautausschlägen, Luftnot und Blutdruckabfall.
- Bei den Lebensmittelzusatzstoffen sind es vorrangig Farb- und Konservierungsstoffe, die Empfindlichkeitsreaktionen auslösen können. Vor allem Tartrazin (Farbstoff) sowie Benzoesäure und Sorbinsäure (Konservierungsstoffe).
- Bei pseudoallergischen Reaktionen werden keine Antikörper gebildet. Ein Nachweis kann deshalb nur durch Weglassen der verdächtigen Lebensmittel über einen gewissen Zeitraum erfolgen. Bei erneuter Zufuhr tauchen die gleichen Symptome wieder auf.
- Die Ursache einer Allergie herauszufinden ist oft mühsam. Es lohnt sich aber in jedem Fall, da sich viele Beschwerden, die ansonsten unter »psychosomatisch« eingeordnet würden, vermeiden lassen.

Schadstoffvermeidung

Individuelle Strategie

Wissen und Handeln sind zweierlei: Leider setzen viele Menschen ihr Wissen über gesundheitsschädigendes Verhalten nicht oder zuwenig in die Praxis um. Man weiß zwar, daß dies oder jenes schadet, man tut's aber trotzdem.

Grundsätzlich muß jeder für sich selbst entscheiden, welche belastenden Stoffe er vermeiden kann und welche nicht. Da nicht jeder sein Gemüse und Fleisch beim Biobauern kaufen kann, läßt sich die Belastung mit Schwermetallen, Pestiziden sowie Masthilfen nicht immer ausschließen. Die durchschnittliche Belastung jedes einzelnen kann jedoch durch eine abwechslungsreiche Kost auf einem niedrigen Niveau bleiben.

Die Ängste der Bürger

Eine Umfrage des Allensbacher Meinungsforschungsinstituts aus dem Jahr 1980 ergab, daß nahezu jeder zweite Bundesbürger Angst davor hat, »chemisch verseuchte Nahrung« aufzunehmen.

Alkohol, Nikotin und Tabletten

Demgegenüber werden häufig unkritisch hohe Mengen an Alkohol und Nikotin konsumiert. Auch der Griff zur Tablette bei leichten Unpäßlichkeiten muß erstaunen, da gerade durch häufigen Gebrauch von Arneimitteln ein höheres gesundheitliches Risiko gegeben ist, als es durch die Biozid- und Schwermetallbelastung geschieht.

Wissen kontra Handeln

Wissen und Handeln stehen oft in krassem Widerspruch zueinander:

- Vielen Menschen ist bekannt, daß beim Grillen von Fleisch das krebsauslösende Benzpyren entsteht. Dies hält sie aber nicht davon ab, weiter fleißig zu grillen, ohne darauf zu achten, daß kein Fett in die Glut tropfen kann.
- Sonnenbäder werden freiwillig und gerne in Kauf genommen, um das Schönheitsideal – eine braune Haut – zu erreichen, selbst beim Risiko einer frühzeitigen Hautalterung bzw. Faltenbildung. Viel dramatischer ist das damit verbundene Risiko der Hautkrebsentstehung (Melanombildung).

Eigenverantwortung tut not

Dadurch berührt das Thema Umweltschadstoffe zwei heikle und wichtige Bereiche:
- Eigenverantwortliche Lebensweise
- Fremdbestimmte Einflüsse.

Hier finden Sie Tips, wie Sie als Konsument, beim Essen und als Berufstätiger ganz praktisch etwas gegen Ihre Schadstoffbelastung tun können. Hier sind die Vorschläge – was Sie dann tun, bleibt Ihnen überlassen.

Zwei konträre »Welten«

Entsprechend dem Verantwortungsbereich ergeben sich zwei gesundheitliche »Welten«:
- Dinge, die das Individuum kaum oder nur wenig ändern kann, wie z.B. die Schwermetall- oder Biozidbelastung bzw. Belastung mit anderen chemischen Schadstoffen.
- Die stärker gesundheitsschädlichen Dinge, wie z.B. Rauchen, hoher Alkoholkonsum oder Einnahme von Medikamenten schon bei leichten Befindlichkeitsstörungen, werden hingegen nicht als Risiko wahrgenommen.

Wo Sie was ändern können

Jeder sollte sich derjenigen Punkte bewußt werden, an denen er eigenverantwortlich bekannte Risiken reduzieren kann, um die Summe der Belastungen zu senken.
- **Als Konsument**
  Durch Ihr Kaufverhalten können Sie langfristig die Produktion von qualitativ höherwertigen Nahrungsmitteln beeinflussen.
- **Beim Essen**
  Zusätzlich können Sie die Abwehrkräfte Ihres Körpers durch eine gesunde Ernährung stärken, um mit den Schadstoffen fertig zu werden.
  Damit entlasten Sie Ihren Körper, so daß er nur noch mit den Stoffen fertig werden muß, deren Zufuhr Sie selbst nicht ohne weiteres vermeiden können.
- **Als Berufstätiger**
  Für Berufstätige bietet sich oft nur die zweitbeste Alternative an, nämlich die zusätzliche Einnahme eines Multivitamin-, Mineralstoff- und Spurenelementepräparates, um die Defizite auszugleichen, die durch unregelmäßiges bzw. nährstoffarmes Essen entstehen.

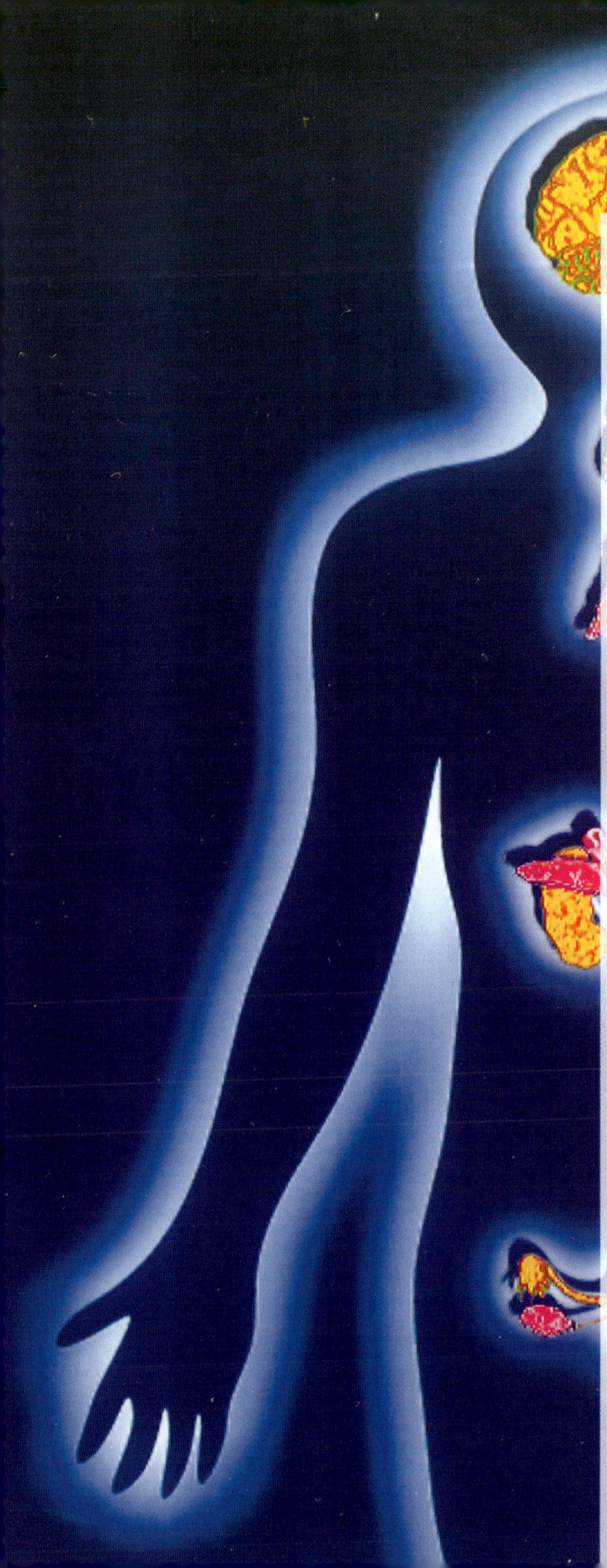

SCHADSTOFF-BELASTUNG DER ORGANE

Wenn Gifte erst einmal Zugang zu Ihrem Körper gefunden haben, dann lagern sie sich dort ab. Die Gifte werden im Körper nicht gleichmäßig verteilt, sondern oftmals an einer Stelle konzentriert und nur sehr langsam wieder ausgeschieden.
Dieses Kapitel informiert Sie detailliert über die Gefährdung von Haut, Leber, Nieren und Nerven – und wie Sie am besten die Schadstoffbelastungen der Organe vermindern. Ein besonderer Schwerpunkt liegt auf der Schadstoffvermeidung in der Schwangerschaft.

Wo sich Gifte ablagern

Körperorgane

Hohe Schadstoffmengen, die die Gesundheit akut gefährden können, werden heute nahezu ausschließlich bei unsachgemäßem Umgang mit Bioziden beobachtet. Sie können dramatische Folgen haben. Hierbei wird nach den Organen unterschieden.

Große Mengen an Azofarbstoffen können zur vermehrten Produktion von Ferrihämoglobin führen. Weil dieses keinen Sauerstoff bindet, fällt der Sauerstoffgehalt des Blutes ab.

Blut

Blut ist wesentliches Transportmittel für den Stoff- und Sauerstoffaustausch zwischen den Organen. Es spielt die entscheidende Rolle bei Immun- und Reparaturprozessen des Körpers.
Da vor allem die roten Blutkörperchen einem hohen »oxidativen Streß« ausgesetzt sind, reichern sie viel Vitamin C und Vitamin E als Schutzgarde an. Unterstützt werden sie von dem Enzym Glutathion-Reduktase.

Eingeschränkte Sauerstoffbindung

Wird das Eisen in den roten Blutkörperchen oxidiert, so wird der rote Blutfarbstoff (Hämoglobin) in Ferrihämoglobin überführt. Ferrihämoglobin kann keinen Sauerstoff binden. Eine vermehrte Bildung von Ferrihämoglobin kann z. B. auch durch Azofarbstoffe, die als Lebensmittelfarben verwendet werden, ausgelöst werden. Bei kleinen Mengen an Azofarbstoffen reicht dem Körper die Restkapazität roter Blutkörperchen.

Zuviel Ferrihämoglobin

Normalerweise ist nur ein Prozent des roten Blutfarbstoffs verändert. Patienten mit steigenden Anteilen von Ferrihämoglobin fallen durch eine graublasse Haut und verringerte körperliche Leistungsfähigkeit auf. Bei einem Anteil von 30 Prozent treten Müdigkeit, Kopfschmerz und Konzentrationsschwäche auf. Bei chronischen Bleivergiftungen ist hingegen vor allem die Bildung der roten Blutkörperchen gestört (sogenannte Bleianämie).

Herbizide und Blutzerfall

Chlorat, ein Herbizid, stört an anderer Stelle: Es zerstört die sauerstofftransportierenden Blutkörperchen und führt so zu einem Blutzerfall (Hämolyse). Auch hier löst wieder der Vorgang des »oxidativen Stresses« die Zellzerstörung aus.

Checkliste: Blut

- Blutbestandteile wie die sauerstofftransportierenden roten Blutkörperchen können durch verschiedene Stoffe geschädigt werden.
- Hoher Verzehr von Azofarbstoffen (als Farbstoffe in Lebensmitteln), chronische Bleivergiftungen oder unsachgemäßer Umgang mit Chlorat (Herbizid) können entweder die Blutbildung stören oder zu einer Zerstörung der roten Blutkörperchen führen.

Fortpflanzungsorgane

Schadstoffbelastungen können zu Unfruchtbarkeit führen. Oft liegen aber andere Gründe vor, die erst sorgfältig überprüft werden sollten.

Schadstoffe in Lebensmitteln sind einer von mehreren möglichen Einflußfaktoren auf die Fortpflanzungsfähigkeit. In wissenschaftlichen Untersuchungen gelingt es nicht, die Schadstoffe sauber voneinander zu trennen, da man gleichzeitig vielen Schadstoffen ausgesetzt ist.

Sorgfältige Untersuchungen

Bei Unfruchtbarkeit eines Ehepaares ähnelt die Ursachenforschung einem Puzzlespiel. Die möglichen Gründe müssen überprüft werden: Störung des Zyklus, Störung der Eieinnistung, verminderte Libido, Krampfadern an den Hoden usw. Angeborene Fehlbildungen oder psychische Störungen können sowohl bei der Frau als auch beim Mann vorliegen. Erst nach ausführlichen Untersuchungen bleibt dann ein Verdacht auf Schadstoffbelastungen übrig.

Bei den bislang bekanntgewordenen Fällen handelte es sich um Arbeiter, die entweder mit der Herstellung von Bioziden zu tun hatten oder durch falschen Umgang mit Pflanzenschutzmitteln hohen Mengen ausgesetzt waren.

DBCP schädigt Spermien

Als schädigend auf die Spermienbildung erwies sich DBCP (1,2-Dibrom-3-Chlorpropan). Die Spermienzahl sank um so deutlicher, je länger die Arbeiter mit DBCP Kontakt hatten.

Bis zu drei Monate zeigte sich kein Einfluß. Danach sank die Spermienzahl, um nach drei Jahren praktisch das Stadium der Unfruchtbarkeit erreicht zu haben (Azoospermie). In diesem fortgeschrittenen Stadium war keine Heilung mehr möglich.

Checkliste: Fortpflanzungsorgane

- Schadstoffeinflüsse auf die Fortpflanzung sind schwer zu ermitteln, da es sich in der Regel um eine Vielzahl von potentiellen Schadstoffen handelt. Es gibt noch zahlreiche andere Möglichkeiten, die zur Unfruchtbarkeit führen.
- Bislang sind deshalb nur extreme Belastungen aufgefallen, die durch falsche Handhabung und unsachgemäße Produktion von Bioziden eingetreten sind.
- Das Pestizid DBCP führte abhängig von der Dauer der Kontakte zu einem Abfall der Spermienproduktion, die im Stadium der Spermienlosigkeit (Azoospermie) unheilbar war.

Haut

Die Haut hat eine wichtige Barrierefunktion, um Schadstoffe abzuhalten. Bei allergischen und pseudoallergischen Reaktionen auf einen bestimmten Stoff, kann sie ebenso wie andere Organe mit reagieren. Farbstoffe, Konservierungsstoffe oder sonstige Zusatzstoffe in Lebensmitteln können genauso wie die natürlicherweise enthaltenen Substanzen bei manchen Personen zu Sensibilisierungen führen.

Die Haut ist das größte Organ des Menschen und eine wichtige Schutzbarriere gegen Schadstoffe. Darum reagiert auch oft die Haut zuerst und weist auf mögliche Unverträglichkeiten hin.

Wie die Haut auf Schadstoffe reagiert

Die typischen Hautreaktionen auf Schadstoffe sind:

- Blasenbildungen
- Juckende Hautausschläge.

Bei Hautirritationen der verschiedensten Art sollte deshalb immer auch an eine allergische Reaktion gedacht werden.

Checkliste: Haut

- Die Haut funktioniert als Barriere zwischen der Innen- und der Außenwelt des Körpers.
- Manchmal kann sie bei Allergien mit reagieren und durch juckende Hautausschläge, vor allem Nesselsucht, auf ein krankhaftes Geschehen im Körper aufmerksam machen.

Immunsystem

Das menschliche Immunsystem ist ein mehrfach gestaffeltes, hochwirksames Verteidigungssystem. Durch zahlreiche Schadstoffe wird dieses System geschwächt; Erkrankungen sind die Folge.

Das Immunsystem ist ein komplexes Abwehrnetz von verschiedenen Zellen und Hormonen, das Krankheitserreger und schädliche Stoffe bekämpft. Substanzen, die das Immunsystem beeinträchtigen können, lassen sich in drei Hauptgruppen einteilen:

- Zur ersten Gruppe gehören Stoffe, die das Immunsystem überreagieren lassen, so daß der eigentliche Schaden für den Körper letztlich vom Immunsystem selbst ausgeht. Hierzu zählen Konservierungsmittel wie p-Hydroxibenzoesäureester.
- Die zweite Gruppe umfaßt Substanzen, die die Immunabwehr unterdrücken. Meist handelt es sich dabei um Arzneimittel wie z. B. Kortisonpräparate, die eine gewünschte Unterdrückung der Immunreaktion herbeiführen.
- Die dritte Gruppe enthält vor allem Umweltchemikalien, die die Bildung der Immunabwehrzellen stören. So z. B. Dioxin (TCDD) oder auch polychlorierte Biphenyle (PCB). Wenn weniger Zellen für die Immunabwehr zur Verfügung stehen, dann kommt dies einer Unterdrückung der Abwehrfunktionen gleich.

Feinde des Immunsystems

Personen, die über einen längeren Zeitraum niedrige Dosen von Dioxin aufnehmen, haben vermehrte Infektionen mit Bakterien oder Viren. Benzpyren stört gezielt die Bildung der B-Lymphozyten (weißen Blutkörperchen), was den gleichen schädlichen Effekt hat. Auch Schwermetalle wie Quecksilber, Kadmium und Blei schwächen das Immunsystem, wenn es zu einer langanhaltenden Belastung kommt. Dabei beobachtet man auch hier wieder sehr unterschiedliche Reaktionsmuster mit unterschiedlichen Schweregraden.

Checkliste: Immunsystem

- Das Immunsystem kann bei chronischer Schadstoffbelastung seine Abwehrfunktion nicht mehr ausreichend erfüllen.
- Häufige Infektionen sind Zeichen von Überforderung.
- Bedeutung können Schwermetalle wie Quecksilber, Kobalt, Kadmium und Blei haben, ebenso wie Pestizide (PCB) oder Dioxine.
- Bei der Ursachenforschung sollte auch an das Konservierungsmittel PhB-Ester (p-Hydroxibenzoesäureester) gedacht werden.

Leber

Die Leber ist das größte Stoffwechselorgan des Menschen. Ihre Aufgabe ist die Verarbeitung der resorbierten (aufgenommenen) Stoffe. Die meisten der eingenommenen Arzneimittel werden von der Leber unschädlich gemacht, ebenso viele Schadstoffe.

Die Leber ist die Chemiefabrik des menschlichen Körpers. Die meisten Leberschäden entstehen durch Überlastung mit Alkohol oder durch Medikamentenmißbrauch.

Leberschäden

Der häufigste Leberschaden wird durch Äthanol (Alkohol) ausgelöst. In neuerer Zeit ist bei Bodybuildern die Einnahme von Anabolika zur Förderung der Bildung von Muskelmasse sehr beliebt. Auch dadurch kann ein Leberschaden auftreten. Genauso muß vor der unkontrollierten Einnahme von Vitamin-A-Präparaten gewarnt werden. Sie gehören unbedingt unter die Kontrolle eines Arztes. Nach jahrelanger Einnahme von Vitamin A kann ein Hochdruck (Pfortaderhochdruck) in der Leber entstehen – mit dem Risiko, daß sich eine Leberzirrhose entwickelt. Auch Arsen aus Pflanzenschutzmitteln kann eine Leberzirrhose hervorrufen. So geschehen bei Winzern, die die besonders rückstandsbelastete letzte Pressung der Trauben selber getrunken haben.

Schimmelpilzgifte, die Aflatoxine, sind nur noch selten in Lebensmitteln zu finden. Lebensmittelkontrolleure sowie Konservierungsstoffe haben einen deutlichen Rückgang bedingt. In Ländern der dritten Welt, wo Menschen oft verschimmelte Nahrung essen, kommt es manchmal zur Ausbildung eines Leberzellkrebses.

Leberkrebs kommt in Deutschland fast nicht mehr vor. Ausnahmen sind die besonders stark pestizidbelasteten Berufe wie z. B. Winzer.

Risiko von Leberkrebs

Leberkrebs kommt gegenüber dem Bevölkerungsdurchschnitt erhöht bei Personen vor, die in folgenden Berufszweigen beschäftigt sind: chemische Reinigung, Maschinen- und Metallindustrie, Pestizidanwendung in der Landwirtschaft, Tankstellen, Transformatorenherstellung, Nickel- und Gummiindustrie.
Leberkrebs trat auch vermehrt auf, als 1968 in der sogenannten Jusho-Affäre Menschen monatelang Reisöl gegessen hatten, das mit polychlorierten Biphenylen und polychlorierten Dibenzofuranen verunreinigt war. Dies wurde 20 Jahre später festgestellt.

Checkliste: Leberkrebs

- Leberkrebs ist in unseren Breitengraden selten. Er kommt aber in den Entwicklungsländern bei Menschen vor, die oft verschimmelte Nahrungsmittel essen.
- In Deutschland findet sich diese seltene Krebserkrankung bei Arbeitern in bestimmten Industriezweigen sowie bei Landwirten, die viele Pestizide unsachgemäß anwenden.

Nervensystem und Gehirn

Das Nervensystem – die Zentrale zur Steuerung der Organfunktionen, der Muskelbewegungen und Denkprozesse – zeigt eine hohe Empfindlichkeit gegenüber Giften. Erste Anzeichen von Schäden können Verhaltensänderungen sein, mit Störungen der Lern- und Gedächtnisfunktion sowie der emotionalen Reaktionen.

Nervenschädigende Substanzen

Folgende Substanzen können in entsprechend hohen Konzentrationen Gehirn oder Nerven schädigen:

- **Hexachlorophen**
  Es wurde seit 1941 als Fungizid und Pestizid in Seifen, Kosmetika und Desinfektionsmitteln verwendet. Es führt sowohl im Gehirn wie auch an den Nerven zum Aufquellen (Ödem), was schließlich bei längerer Giftzufuhr Verwirrtheit, Krämpfe und Schwäche auslösen kann.

- **Methyl-Quecksilber**
  Es stört die Empfindungen an der Haut sowie die Fähigkeit zu gehen. Auffallend sind Rötungen an Händen und Füßen.
- **Blei**
  Ruft bei Kindern eine Gehirnerkrankung hervor, wenn es längere Zeit zu einer Bleiaufnahme kommt. Die Kinder erbrechen sich, haben Bewegungsstörungen, sind apathisch und können schließlich ein Krampfleiden entwickeln. Erwachsene neigen hingegen eher zu Störungen an den Nervenbahnen mit Verlangsamung der Impulsweiterleitung.
- **Organophosphorsäureester**
  Diese Substanz führt zu einem Überschuß des Neurotransmitters (Botenstoff im Gehirn) Azetylcholin, wodurch Krämpfe und im Endstadium Lähmungen hervorgerufen werden.

Methyl-Quecksilber und Blei sind die besonders gefährlichen Schadstoffe für Nerven und Gehirn. Schon kleinste Mengen führen von Bewegungsstörungen bis hin zu Verwirrtheit und Krämpfen.

Checkliste: Nervensystem und Gehirn

- Das Nervensystem reagiert sensibel auf Schadstoffe.
- Seine Aufgabe liegt in der Steuerung der Denkprozesse, der Muskelbewegungen sowie der Aufrechterhaltung der lebensnotwendigen Vorgänge einschließlich der Gefühlswelt.
- Schwermetalle wie Methyl-Quecksilber und Blei führen anfangs zu Verhaltensänderungen sowie zu Lernstörungen, später zu Bewegungsstörungen bis hin zu Verwirrtheit und Krämpfen. Ähnliche Reaktionen rufen die Biozide Hexachlorophen und Organophosphorsäureester hervor.

Nieren

Die Nieren sind Ausscheidungsorgane: Abfallprodukte und Fremdstoffe verlassen hierüber wieder den Körper. Der Wasserhaushalt wird wesentlich von den Nieren gesteuert.
Bestimmte Erkrankungen, wie z. B. Diabetes oder Autoimmunkrankheiten, können die Nieren zerstören. Werden bestimmte Schlaf- oder Schmerzmittel, wie z. B. Parazetamol, Phenazetin oder Aspirin, über viele Jahre eingenommen, so kann sich daraus eine Nierenschwäche entwickeln.

Die Schwermetalle Blei, Quecksilber und Kadmium schädigen die Nieren stark. Zusätzlich werden die Schadstoffe nicht oder nur sehr langsam wieder ausgeschieden. Bei Kadmium beispielsweise dauert es 10 bis 30 Jahre, bis die Hälfte wieder ausgeschieden ist.

Blei, Quecksilber und Kadmium

Jahrelang andauernde Belastungen mit den Schwermetallen Blei, Quecksilber und Kadmium bewirken massive Schädigungen an den Nieren.

- **Blei**
  Im Blut zirkulierendes Blei wird größtenteils über die Nieren ausgeschieden. Der Rest reichert sich über Jahre hinweg vor allem im Knochen an. Außerdem kann es langfristig zur Entwicklung einer Schrumpfniere führen.
- **Quecksilber**
  Quecksilbervergiftungen kommen heute noch in Betrieben vor, die dieses Metall verarbeiten. Meist erfolgt die Aufnahme durch Einatmen. Aber auch quecksilberhaltige Saatbeizmittel und Antipilzmittel können bei unsachgemäßer, häufiger Anwendung Vergiftungen auslösen.
- **Kadmium**
  Kadmium, wovon vor allem Raucher viel inhalieren, reichert sich in jedem Menschen, abhängig von der Belastung, mit zunehmendem Alter an.
  Dieses giftige Schwermetall wird nur sehr langsam und nach vielen Jahren (Halbwertszeit 10 bis 30 Jahre) über die Nieren ausgeschieden.
  Bei chronisch hoher Belastung läßt die Fähigkeit der Nieren nach, bestimmte, für den Körper wertvolle Stoffe zurückzuhalten. So finden sich im Urin von Menschen mit langjähriger starker Kadmiumbelastung vermehrt Zucker, Aminosäuren und Kalzium.

Checkliste: Nieren

- Die Nierenfunktion leidet vor allem unter chronischer Belastung mit Schwermetallen wie
  Quecksilber
  Blei
  Kadmium.
- Verstärkt wird dies durch die gleichzeitige häufige Einnahme von bestimmten Arzneimitteln.

Schadstoffe während der Schwangerschaft

Die ersten drei Monate

Die Entwicklung des Ungeborenen im Mutterleib ist vor allem in den ersten drei Monaten besonders kritisch, da in dieser Zeit die Organe angelegt werden und schädigende Einflüsse weitreichende Folgen haben.
Die Problematik dieser ersten Phase liegt darin, daß viele Frauen in den ersten ein bis zwei Monaten noch nichts von ihrer Schwangerschaft ahnen und deshalb keine Vorsichtsmaßnahmen treffen. So werden oft noch Medikamente eingenommen, wird übermäßig Alkohol getrunken und geraucht.
Die Zellteilung in diesen ersten Monaten verläuft besonders schnell. Es gibt kein Gewebe, das sich so schnell teilt wie das embryonale Gewebe.

Die Katastrophe Contergan

Ein Arzneimittelunglück von sehr schlimmem Ausmaß war der Contergan-Fall, bei dem Schwangere ein Schlafmittel einnahmen, das zu massiven Mißbildungen der Kinder führte.

Zuviel Vitamin A schadet

Häufig ist nicht bekannt, daß auch Vitamin A in hohen Dosen die Leibesfrucht schädigen kann. In normalen, niedrigen Mengen ist Vitamin A für die Entwicklung des Kindes unverzichtbar. In hohen Dosen hingegen stört es die Reifung des Kindes. Zuviel Vitamin A fördert Wasserkopf, Herzfehler (Ventrikel-Septum-Defekt), Gehörstörungen oder Gaumenspalten. Die typischen Fehlbildungen traten sogar noch auf, nachdem eine Mutter das Vitamin-A-Präparat ein ganzes Jahr vor der Empfängnis abgesetzt hatte. Da Vitamin A fettlöslich ist, wird es im Körperfettgewebe eingelagert, wo es sehr lange verweilt.

Vitamin-A-haltige Speisen, z.B. Leber, sollten von Schwangeren gemieden werden. Statt dessen empfiehlt es sich, ausreichend Beta-Karotin zuzuführen. Der Körper bildet daraus das benötigte Vitamin A ohne Risiko der Überdosierung.

Zwei Jahre Sicherheitsabstand

Experten empfehlen deshalb heute, Viamin-A-haltige Präparate mindestens zwei Jahre vor der geplanten Schwangerschaft abzusetzen. Dies gilt nicht für die Vorstufe des Vitamin A, das Beta-Karotin. Der Körper bildet daraus nur soviel Vitamin A, wie er braucht.

Alkohol ist Gift

Alkohol ist zweifelsfrei ein Gift. Mangels Sicherheit über die unschädliche Menge ist absoluter Alkoholverzicht in der Schwangerschaft – insbesondere in den ersten drei Monaten dringend erforderlich.

Auch Alkohol in konzentrierter Form (z.B. Schnaps) zählt zu den Substanzen, die die natürliche Entwicklung im Mutterleib negativ beeinflussen. Auffallend sind bei Kindern von Alkoholikerinnen ein kleiner Kopf, ein niedriges Geburtsgewicht sowie innere Fehlbildungen. Je nach Schweregrad ist die geistige Leistungsfähigkeit des Kindes mehr oder weniger eingeschränkt.

Wissenschaftler gehen davon aus, daß ein mäßiger Alkoholkonsum in der Schwangerschaft nicht schadet. Da hierzu jedoch keine Angaben hinsichtlich der ungefährlichen Menge gemacht werden, ist es nicht möglich, mit Sicherheit zu sagen, welche Alkoholmenge noch erlaubt ist.

Im Zweifelsfalle sollten Sie deshalb lieber kein Risiko eingehen und während der Schwangerschaft auf Alkohol verzichten.

Unglücksfälle mit Bioziden

Umweltsubstanzen wie Biozide, die aufgrund des weiten Einsatzes heute auf der ganzen Welt vorhanden sind, stecken in jedem von uns. Auch hier gab es Unglücksfälle, bei denen Menschen hohen Dosen ausgesetzt waren und die zu Entwicklungsstörungen des ungeborenen Kindes geführt haben.

Schädigungen von Kindern

Polychlorierte Biphenyle (PCB) und Dibenzofurane (PCDF) in hohen Konzentrationen, über stark verunreinigte Nahrungsmittel in der Schwangerschaft aufgenommen, riefen bei einem Teil der Kinder folgende Auffälligkeiten hervor:

- Dunkelbraune Verfärbung der Haut (»Cola-coloured babies«)
- Vermindertes Geburtsgewicht
- Übermäßige Verhornung der Haut
- Zähne bei dem neugeborenen Baby.

Stillphase

Das Problem der Diäten

Frauen haben auch schon vor ihrer Schwangerschaft Pestizide im Fettgewebe eingelagert. Beachtliche Mengen davon können auf das Kind im Mutterleib übergehen. Schwangere sollten deshalb auch keine Diäten machen.

Muttermilch kontra Kuhmilch

Obwohl auch die Muttermilch schadstoffbelastet ist, gilt sie noch immer als die beste Säuglingsnahrung. Machen Sie sich bewußt, daß Muttermilch etwa zehnmal soviel an Bioziden enthält wie Kuhmilch. Oder andersherum gesagt: Kuhmilch hat nur ein Zehntel der Biozidbelastung der Muttermilch.

Die Entscheidung zwischen Kuhmilch, Milchpulver und Stillen fällt aus gesundheitlicher Sicht zwingend für die Muttermilch aus. Zwar ist auch Muttermilch heute nicht frei von Schadstoffen, trotzdem überwiegen die positiven Aspekte bei weitem.

Jeder hat DDT

Jeder Mensch hat heute deutlich nachweisbare Mengen von DDT und deren Abkömmlinge Dieldrin sowie Hexachlorzyklohexan in sich. Die langjährige Stabilität dieser Substanzen verhindert den natürlichen Zerfall.

Stillen als Entgiftung?

Alle diese Biozide sind fettlöslich, weshalb die Muttermilch auch entsprechend hohe Mengen davon enthält. Der Körper mobilisiert die Stoffe aus dem Fettgewebe zusammen mit den Fettpartikeln und schleust sie in die Muttermilch ein. Eine Frau, die sechs Monate stillt, »entsorgt« auf diese Weise ca. 25 bis 30 Prozent ihres Biozidvorrats (»body burden«) an TCDD, indem sie ihn an das Kind abgibt.

Muttermilch kontra Flaschenmilch

Trotzdem ist Stillen auf jeden Fall besser für Säuglinge als Flaschenmilch. Die einzigartige Zusammensetzung der Muttermilch, die noch durch kein Milchpulver erreicht wird, sowie der körperliche Kontakt beim Stillen überwiegen die schädlichen Aspekte und Substanzen.
Die Natur scheint auch hier einen Weg gefunden zu haben, mit Giften – zumindest in entsprechend niedrigen Mengen – gesundheitsverträglich fertig zu werden.

Natürliche Schadstoffe

Zur Erinnerung sei an dieser Stelle nochmals erwähnt, daß es nicht nur künstliche, sondern auch natürliche Schadstoffe gibt, die es während der Schwangerschaft zu meiden gilt.

Wußten Sie schon, daß extrem hohe Mengen von Petersilie eine Fehlgeburt auslösen können?

- Papayas können zu Fehlbildungen am Embryo führen.
- Petersilie in hohen Mengen kann eine Fehlgeburt auslösen.
- Verschimmelte Lebensmittel sind für die Leibesfrucht genauso schädlich wie angefaulte Kartoffeln.
- Innereien sind wegen der Schwermetallbelastung mit Kadmium und Quecksilber zu meiden.
- Leber enthält zusätzlich eine hohe Vitamin-A-Konzentration.

Quecksilber und DES

Die »Minamata-Krankheit« ist eine Vergiftung mit Methyl-Quecksilber aus Fischen in industriell verseuchtem Wasser. Dies führte zu Störungen der embryonalen Gehirnreifung sowie zu vielen Todgeburten. Die Schwangeren selbst zeigten keine Störungen im zentralen Nervensystem; aber das unreife kindliche Gehirn reagiert besonders empfindlich auf Methyl-Quecksilber.

Ebenfalls giftig ist das DES (Diethylstilboestrol, ein künstlich hergestelltes Östrogen) für das Kind der Schwangeren. Zu denken geben sollte einem hierbei die Beobachtung, daß in diesem Fall nicht nur bei den Kindern der während der Schwangerschaft mit DES behandelten Frauen eine erhöhte Krebsrate auftrat, sondern auch bei diesen selbst: Die Brustkrebshäufigkeit stieg. DES wird trotz Verbot immer wieder zur Tiermast eingesetzt, und es wird heute noch von Kontrolleuren gefunden.

Tips für Schwangerschaft und Stillen

- Die Entwicklung des menschlichen Lebens im Mutterleib ist vielen Gefahren ausgesetzt, die sich vor allem in den ersten drei Monaten gravierend auswirken können.
- Vitamin-A-Tabletten dürfen während der Schwangerschaft nicht eingenommen werden.
- Vermeiden Sie zu viele Lebergerichte, da diese viel Vitamin A enthalten: Wasserkopf, Herzfehler, Gehörstörung und Gaumenspalte könnten die Folge sein.

Checkliste: Schwangerschaft und Stillen

Bei gewünschter Schwangerschaft sollten Sie Vitamin-A-Präparate zwei Jahre vor der geplanten Empfängnis absetzen.

- Am besten verzichten Sie auf Vitamin-A-Tabletten.
- Wählen Sie statt Vitamin A lieber dessen ungefährliche Vorstufe, das Beta-Karotin.
- Alkohol führt, abhängig von der Menge, zu unterschiedlich starken Störungen des Embryos.
- Die Biozide PCB und PCDF rufen in hohen Mengen beim Fötus folgende Veränderungen hervor:
  Dunkelbraune Verfärbung der Haut
  Niedriges Geburtsgewicht
  Verhornung der Haut.
- Eine Störung, ausgelöst durch intrauterine Schadstoffbelastungen, die sich erst im späteren Leben zeigen kann, ist vermutlich auch die Neurodermitis.
- Schwermetalle wie Methyl-Quecksilber in hohen Mengen können beim Föten zu Gehirnreifungsstörungen führen.
- Das heute verbotene DES (Diethylstilboestrol), ein künstlich hergestelltes Östrogen, das Schwangere entweder als Medikament oder über »Hormon-Mastfleisch« eingenommen haben, führte bei den Nachkommen zu einer Erhöhung der Krebserkrankungen. Dies trifft ebenfalls für die Frauen zu, die irgendwann DES erhalten haben.
- DES ist in Deutschland verboten.
- Während der Stillzeit gibt die Mutter ca. 25 bis 30 Prozent ihres Biozidvorrats im Fettgewebe an das Kind ab.
- Trotz der hohen Belastung mit Bioziden ist Muttermilch durch die unübertroffene Zusammensetzung und den körperlichen Kontakt von Mutter und Kind das Beste, was der Säugling in den ersten sechs Monaten erhalten kann.
- In der Schwangerschaft sollten Sie auf Petersilie und Papayas verzichten, ebenso auf Innereien.
- Essen Sie keine verschimmelten oder angefaulten Lebensmittel.

Nebenstehende Checkliste gibt Ihnen umfassende Auskunft und zahlreiche Praxistips zur Schadstoffvermeidung während der Schwangerschaft und Stillzeit.

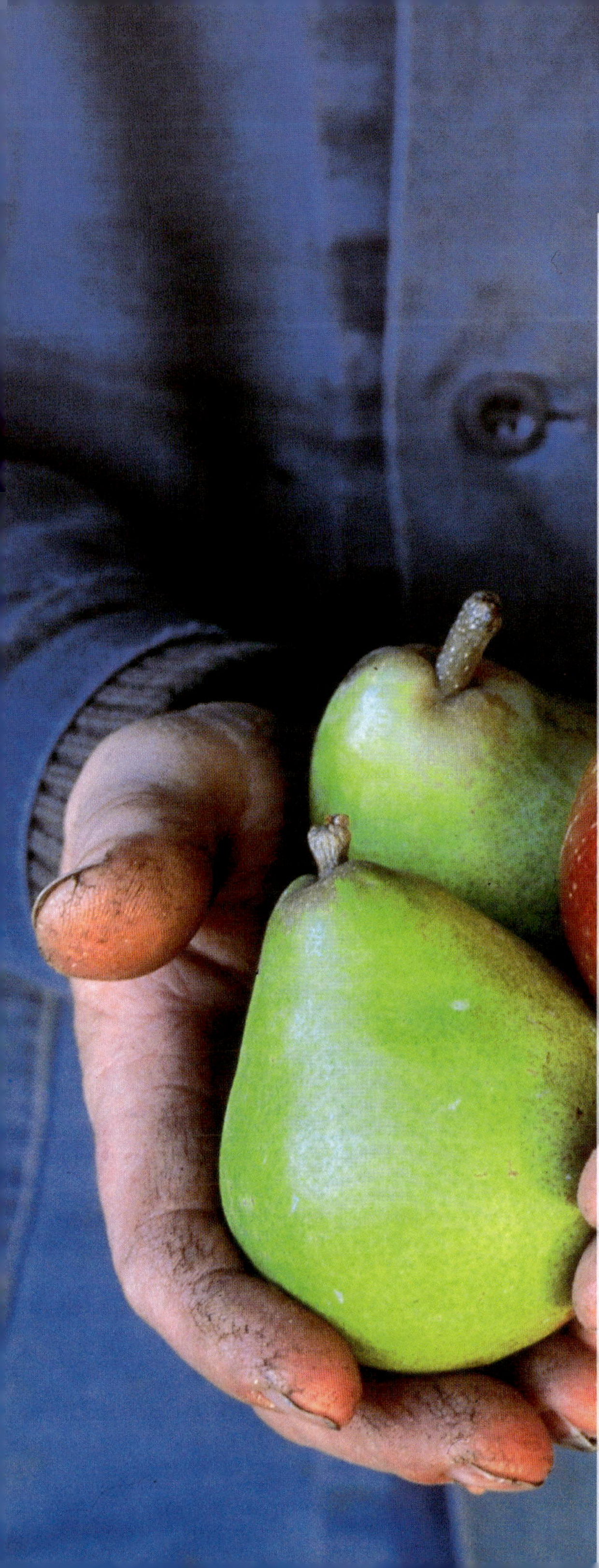

GESUNDE NAHRUNG OHNE SCHAD-STOFFE

Hier finden Sie alles über gesunde Ernährung ohne Gift! Praktische Einkaufstips bei knapp bemessener Einkaufszeit, für Gemüse und Obst, für Fleisch und Fisch, für Fertiggerichte und Süßwaren. Schließlich wird Ihnen noch ein großer Ernährungsplaner geboten, der auf wichtige Nahrungsergänzungen eingeht, besonders auf Vitamine und Mineralstoffe. Spezielle Hinweise für die stillende Mutter runden dieses Kapitel ab.

Essensgifte vermeiden

Schadstoffe umgehen

Nur vergiftete Nahrung?

Heute muß jeder mit bestimmten Schadstoffen in den Lebensmitteln leben. Deshalb ist es wichtig zu wissen, durch welche Verhaltensweisen Sie die Aufnahme von Giften reduzieren können. Lebensmittel enthielten auch schon früher toxische Substanzen, jedoch meist in Mengen, die den Körper in aller Regel nicht schädigten.
Dabei handelt es sich um natürliche Substanzen bzw. Schwermetalle, die durch eine vielseitige Ernährung »verdünnt« werden. Beispielsweise das Solanin der Kartoffeln oder eine geringe Menge Quecksilber in Fischen.

Schon im Mittelalter war vergiftete Nahrung ein Problem, z. B. bei den Mutterkorn-Epidemien. Heute sind Lebensmittel mit künstlichen Giften belastet. Es kommt nun darauf an, diese Belastung weitmöglichst zu vermeiden.

Frühere Ernährungsprobleme

In früheren Zeiten waren es hauptsächlich einseitige Ernährungsweisen oder das Essen verdorbener Lebensmittel, was zu gesundheitlichen Problemen führte.
So gab es einen gesundheitsgefährdenden Mangel an Spurenelementen bei der ägyptischen Bevölkerung, hervorgerufen durch den einseitigen Verzehr von Getreidespeisen, die, weil ungesäuert, noch Phytinsäure enthielten. Diese bindet die Spurenelemente und entzieht sie damit der Resorption über den Darm.

Mutterkornepidemien im Mittelalter

Mutterkorn, ein Getreidepilz, rief im Mittelalter epidemieartige Erkrankungen hervor, die durch Blutarmut in Händen und Füßen gekennzeichnet war. Die im Mutterkorn enthaltenen Alkaloide lösten eine Verkrampfung der Arterien aus. Die Adern wurden nur noch schlecht durchblutet, was sogar zum Absterben der Gliedmaßen führte. Damals wußte man noch nicht um die Ursache dieser Schädigungen. Die heutigen Probleme liegen – zumindest in unseren Breitengraden – nicht im Verzehr verdorbener Lebensmittel, sondern in einer Vielzahl künstlicher Schad- und Zusatzstoffe.

Der Preis der Industrialisierung

Viele Menschen schieben die Verantwortung für das »schlechte Essen« einfach auf die Lebensmittelindustrie ab. Das hilft jedoch nicht viel: Sie können mehr tun und beeinflussen, als Sie glauben.

Anders als unsere mittelalterlichen Vorfahren nehmen wir heute große Mengen an künstlichen Schadstoffen als Rückstände in unserem Essen zu uns.
Der Preis der Industrialisierung und des bequemer gewordenen Lebens ist eine erhöhte Belastung mit giftigen Schwermetallen wie Kadmium, Blei, Methyl-Quecksilber und Arsen. Weiterhin kommen noch hinzu: Farb- und Konservierungsstoffe sowie andere Substanzen zur Verarbeitung unserer Nahrung.

Natürliche kontra künstliche Schadstoffe

Im Vergleich zu unseren Vorfahren essen wir heute aufgrund unserer Kenntnisse deutlich weniger natürliche Risikostoffe, nehmen dafür aber einen künstlich zugesetzten Anteil in Kauf.

Optimismus oder Pessimismus?

Über die Folgen für uns oder für unsere Nachkommen können wir derzeit nur Vermutungen äußern. In unserem bunten Pressewald tummeln sich alle vorstellbaren Meinungen, die den ganzen Bogen umspannen – vom übertriebenen Optimismus bis hin zum schwärzesten Pessimismus. Auch die Experten sind sich uneinig. So kommt es, daß die Bevölkerung allmählich unsicher wird:

- Was kann und was soll ich eigentlich noch essen?
- Was gestern noch gut war, ist heute schon wieder schlecht.

Die »billige« Lösung

Sie müssen aus der verwirrenden Vielzahl von Nahrungsmitteln bewußt auswählen. Diese Verantwortung kann Ihnen niemand abnehmen.

Viele Menschen folgen nur allzugerne einfachen Empfehlungen, die den »bösen Buben« in der industriellen Fertigung suchen. Am besten sei es, sich weder um sein Gewicht noch um sonstige Risikofaktoren Sorgen zu machen. Ideal sei, das zu essen, wonach uns zumute ist. Der Körper würde es dann schon ausgleichen. Wir sollten nur auf denaturierte Lebensmittel verzichten.

Da dies der angenehmste Vorschlag ist und dem persönlichen Eßbedürfnis am ehesten nahekommt, verzichten etliche bereits auf Einschränkungen der Fettzufuhr und genießen wieder wie eh und je ihre Menüs, die eher für Schwerstarbeiter geeignet sind.

Das Wissen steht Ihnen zur Verfügung

Mit den Kenntnissen, die heute zur Verfügung stehen, ist es jedem möglich, sich umfangreiche Informationen zu besorgen. So können Sie für sich Ihre Entscheidung treffen.

Das Wissen um Gifte und um Schadstoffvermeidung steht Ihnen zur Verfügung. Die Verantwortung und die Entscheidung bleiben jedoch bei Ihnen. Nachfolgende Checklisten machen Ihnen jede Menge Vorschläge.

Was Sie sofort tun können

Nach Sichtung der Daten muß festgestellt werden: Die Belastung mit langlebigen Bioziden (z.B. DDT) ist in jedem von uns nachweisbar. Kurzfristig können Sie daran wenig ändern.
Was Sie jedoch sofort ändern können, ist die Menge der Belastung durch weitere Schadstoffe. Sie können sehr wohl bestimmen, ob Sie sich viel oder wenig davon zuführen.

Drei wichtige Checklisten

In den nachfolgenden drei Checklisten finden Sie ganz praktische und sofort umsetzbare Tips, wie Sie Ihre ganz persönliche Schadstoffzufuhr drastisch vermindern können.

Checkliste: Natürliche Essensgifte vermeiden

- Essen Sie selten von den langlebigen Seefischsorten wie Heilbutt, Stör oder Hai sowie Raubfischarten (z.B. Hecht) aus Binnengewässern.
- Schneiden Sie grüne Stellen an Tomaten und Kartoffeln weg.
- Essen Sie nie rohe Hülsenfrüchte, rohe Holunderbeeren oder die Blätter des Rhabarbers.
- Essen Sie Wachteln nur im Herbst und Winter.
- Vermeiden Sie möglichst das Erhitzen von Bananen.
- Nehmen Sie Petersilie nur in kleinen Mengen.
- Verwenden Sie Muskatnuß nur sparsam.
- Vorsicht vor zuviel Lakritze!
- Wenn Sie unter Diabetes (Typ II) leiden, dann sollten Sie keine Avocados essen.
- Das größte Problem bei Essensgiften ist Alkohol.
- Versuchen Sie weniger zu rauchen, oder hören Sie am besten ganz damit auf.

Nebenstehende Checklisten stehen Ihnen mit Rat und Tat zur Seite, wenn Sie natürliche und künstliche Schadstoffe in Ihrer Nahrung reduzieren wollen. Es gibt viele Möglichkeiten für Sie – wählen Sie aus.

Checkliste: Schadstoffe durch Verderben vermeiden

- Übertreiben Sie nicht den Verzehr von Erdnüssen – wegen des Aflatoxingehalts.
- Essen Sie keine verschimmelten oder verfaulten Lebensmittel.
- Wegschneiden genügt nicht, werfen Sie die Früchte weg.
- Kochen hilft auch nicht, da es nicht alle Gifte zerstört.
- Werfen Sie Konserven mit gewölbtem Deckel weg.
- Angemachte Speisen sollten Sie generell nicht bei Zimmertemperatur stehen lassen – Gefahr der Keimvermehrung.
- Brot sollten Sie nicht im Plastikbeutel aufheben; dadurch bleibt es zwar weich, verschimmelt aber schneller.

Checkliste: Künstliche Essensgifte reduzieren

- Vermeiden sie häufigen Verzehr von gepökelten bzw. geräucherten Fleisch- und Wurstwaren.
- Bei Grillfesten: Essen Sie nur noch halb soviel gegrilltes Fleisch bzw. Würstchen.
- Halbieren Sie generell Ihren Fleischverzehr, wenn Sie nicht die Möglichkeit haben, beim Biobauern einzukaufen.
- Wenn Sie nur noch halb so große Fleischportionen essen, dann halbieren Sie damit auch den Verzehr von Rückständen wie z. B. Medikamenten zur Masthilfe und Bioziden.
- Hobbygärtner sollten ihr Gemüse nicht unbedingt in der Nähe von Müllverbrennungsanlagen, Stahlwerken, Raffinerien oder Entsorgungsanlagen anbauen.
- Auf Innereien sollten Sie, so weit es geht, verzichten.
- Wildpilze nur selten genießen. Dies gilt nicht für Zuchtpilze wie z. B. den Shii-Take-Pilz, Champignons oder Egerlinge.
- Gemüse und Obst immer gut waschen oder abwischen.
- Pflanzliche Nahrungsmittel aus Deutschland oder europäischen Gebieten sind weniger mit Pestiziden belastet.
- Essen Sie Obst und Gemüse der Saison, keine Treibhausware!
- Bevorzugen Sie – wann immer es geht – frische, nicht überlagerte Ware aus kontrolliertem biologischen Anbau.

Versuchen Sie, bestimmte Speisen am Wochenende vorzukochen und portionsweise einzufrieren. Einfrieren ist besser als Fertigmenüs aus der Tüte zu verwenden.

- Dadurch reduzieren Sie den Farb- und Konservierungsstoffanteil erheblich.
- Um Farbstoffe zu vermeiden: Kochen Sie ihre Puddings oder sonstigen Desserts selbst – am Wochenende. Öfter sollte es Süßes sowieso nicht geben.
- Verzichten Sie auf Konserven mit Farbstoffen!
- Bewahren Sie Speisen nicht in zinn- oder auch zinkhaltigen Gefäßen auf.
- Verwenden Sie kein Aluminiumkochgeschirr.

Tips zur Schadstoffvermeidung bei Lebensmitteln

- Wechseln Sie öfter die Speisekarte. Dadurch wird eine mögliche erhöhte Zufuhr an bestimmten Schadstoffen vermieden.
- In Gebieten mit intensiver Landwirtschaft sollten Sie wegen der Nitratbelastung des Grundwassers Babynahrung bis zum sechsten Monat nur mit Mineralwasser anrühren.
- Stark nitrathaltige Gemüsesorten wie Spinat, Mangold oder Fenchel sollten Sie nicht aufwärmen oder zumindest mit Vitamin-C-haltigen anderen Gemüsesorten kombinieren.
- Lebensmittelverarbeitende Betriebe gehören nicht in Gewerbezonen, da dort oftmals leicht flüchtige Lösungsmittel, z. B. Perchlorethylen, eingesetzt werden, die in die Nahrungsmittel übergehen.
- Lebensmittel sollten Sie nicht an Tankstellen kaufen, da leicht flüchtige Verbindungen wie Benzol, Toluol oder m-Xylol trotz Verpackung in die Lebensmittel eindringen.
- Fertigprodukte sollten bei Ihnen die Ausnahme bleiben.

Lebensmittel von der Tankstelle? Das geht schnell und ganz unabhängig von den vermaledeiten Ladenschlußzeiten. Aber solche Nahrung kann mit Benzindämpfen verseucht sein. Checken Sie genau, wie die Lage ist.

Bewußte Nahrungsplanung hilft Gifte vermeiden

Natürliche und künstliche Schadstoffe können durch bewußte Nahrungszusammenstellung vermindert werden! Überlegen Sie sich bereits bei der Zusammenstellung Ihres Einkaufszettels, welche Lebensmittel Sie bevorzugt kaufen wollen.

Einfache Einkaufstips

Wenn Zeitmangel zum Problem wird

In vielen Familien mit Kindern sind die Frauen berufstätig. Zeit für den Einkauf bleibt entweder nur in der Mittagspause oder am Wochenende. Unsere Ladenschlußzeiten sind so gelegt, daß weder die berufstätige Mutter noch Singles vernünftig einkaufen und sich entsprechend ernähren können.

Schlechte Ernährung der Singles

Immer wieder weisen Experten darauf hin, daß die Ernährung von Singles am schlechtesten ist, gefolgt von Jugendlichen. Letztere haben einen hohen Verzehr an Cola-Getränken, Pommes frites und Süßigkeiten. Am besten ernähren sich Ehepaare ohne Kinder.
Wenn es nun im öffentlichen Interesse liegt, daß sowohl Mütter wie auch Singles ihren Teil am Wirtschaftswachstum beitragen, dann sollten hierfür die Voraussetzungen geschaffen werden.

Die heute geltenden Ladenschlußzeiten machen es Berufstätigen sehr schwer, gesund einzukaufen. Bei nur einem Einkauf pro Woche am Samstag wird oft auf Konserven und Fertiggerichte ausgewichen. Längere Ladenöffnungszeiten könnten auch die gesundheitliche Lage verbessern.

Die Folgen der rigiden Ladenschlußzeiten

- Die Leistung und die Gesundheit jedes einzelnen hängt wesentlich von der Qualität der Nahrungsmittel ab. Da helfen keine großen Gesundheitskampagnen, die in der richtigen Zusammensetzung unseres Essens einen wichtigen Beitrag für die Prävention von Erkrankungen sehen, wenn auf der anderen Seite dringend notwendige Voraussetzungen fehlen.
- Wer praktisch nur am Samstag oder Donnerstagabend einkaufen kann, muß viel auf konservierte Lebensmittel zurückgreifen, da Frischware zu schnell verderben würde.
- Doch gerade hier findet sich ein hoher Gehalt von Salz, z.B. in Konserven, oder von Konservierungs- bzw. Farbstoffen wie z.B. in Fertigpürees oder Tütensuppen.
- Die Denaturierung unserer Lebensmittel hat ein Ausmaß erreicht, das bereits eine Anreicherung mit Vitaminen und Mineralstoffen erforderlich macht, nachdem diese durch die Verarbeitung zerstört wurden oder verlorengingen.

Denaturierte Lebensmittel

Es ist also weniger an lebensnotwendigen Stoffen in unseren Feldfrüchten enthalten als in früheren Zeiten. Gleichzeitig schädigen wir auch noch das wenige, das uns an Vitalstoffen übrigbleibt. Die Folge ist, daß wir wieder ergänzen, was wir vorher zerstört haben. Doch sind bereits viele kritische Stimmen zu hören, die unsere Überproduktion auf Kosten der Natur anprangern.

Die Lösung kommt vom Biobauern

Etliche Verbraucher reagieren, indem sie Frischwaren beim Biobauern kaufen. In der Zwischenzeit ist die Akzeptanz so groß, daß selbst in Großstädten schon Filialen beliefert werden. Die Preise sind zwar deutlich höher, aber durch die Qualität und die höhere Vitamindichte bei geringerer Schadstoffbelastung gerechtfertigt.
Die folgenden Einkaufsempfehlungen versuchen weitgehend, diese Probleme zu berücksichtigen.

Die Lösung für viele Probleme ist ein Biobauer, ein Naturkostladen oder Ökobäcker: Hier bezahlen Sie zwar deutlich mehr Geld als beim Discounter um die Ecke, aber Sie erhalten dafür auch gesunde und leckere Nahrung mit so wenigen Schadstoffen wie möglich.

Gemüse und Obst

Grundsätzlich sollten Sie sich angewöhnen, nur diejenigen Feldfrüchte der jeweiligen Saison zu kaufen. Erdbeeren im Winter müssen einen langen Weg zurücklegen, den sie nur mit Hilfe von vielen Antischimmelmitteln überstehen. Außerdem werden diese geschmacklosen Sorten von Gourmets abgelehnt.

Keine Probleme bei Bananen

Ähnlich ist es mit anderen leicht verderblichen Pflanzen. Bananen hingegen reifen während des Transports aus und überstehen dank ihrer Robustheit den Weg mit weniger Hilfsmitteln. Bananen können Sie problemlos und mit gutem Gewissen kaufen!

Finger weg von Treibhausprodukten

Auch Treibhausprodukte – mit Chemie und künstlichem Licht zu optischer Vollkommenheit gewachsen – bieten eine Ansammlung von hohen Nitratgehalten und Pestizidrückständen bei geringer Biostoffdichte.

Wenn das Auge betrügt

Leider greift der Verbraucher allzugerne nach den größten und schönsten Objekten, die im Vergleich zu den kleiner geratenen eine geringere Konzentration an Biostoffen haben.

Kaufen Sie grundsätzlich keine überlagerte Ware, auch wenn sie noch so billig ist. Außer den Ballaststoffen und einigen wenigen Mineralstoffen und Spurenelementen finden Sie darin kaum noch Reste an Vitaminen. Greifen Sie lieber in die Kühltheke, und bevorzugen Sie eingefrorenes Gemüse. Das gleiche gilt für Dosenware. Kaufen Sie lieber tiefgefrorene Erbsen statt dosenkonservierter.

Riechen Sie doch mal!

Schauen und riechen Sie ruhig mal am Gemüse und Obst! Leider findet sich immer wieder ein Bauer, der seine angeblich nach Biomethoden produzierten Massenwaren auf Wochenmärkten anbietet.

Vertrauen Sie Ihrer Nase: Die schönsten Treibhausprodukte verraten sich am Geruch – sie riechen überhaupt nicht mehr. Naturprodukte haben eine intensiven und typischen Geruch.

Checkliste: Kriterien für Biowaren

- Bioprodukte faulen nicht so schnell wie überdüngtes Gemüse.
- Biowaren haben einen intensiveren Geschmack.
- Der Gourmet riecht und schmeckt beim Kochen sehr wohl den Unterschied zwischen Qualitäts- und Massenprodukten.
- Fahren Sie ruhig einmal an einem Wochenende zu Besuch zu Ihrem Biobauern, und lassen Sie sich die Produktion zeigen. Ein nach kontrollierten Methoden arbeitender Landwirt wird Ihnen stolz seine Anlagen vorführen.

Kräuter am Küchenfenster

In letzter Zeit sieht man immer häufiger, daß Kräuter frisch im Tontopf gekauft werden. Wenn Sie damit noch keine Erfahrungen gesammelt haben, dann probieren Sie doch einmal ein Basilikumpflänzchen, das Sie an das Küchenfenster stellen. Frische Kräuter sind unübertroffen. Was werden Ihre nächsten sein? Vielleicht Rosmarin oder Thymian? Versuchen Sie es doch mal!

In Wohnvierteln, die an Industriegebiete angrenzen, bitte nicht vors Fenster stellen.

Welches Gemüse im Winter?

Die Frage ist nun, welche Obst- und Gemüsesorten der Saison während des Winters in Deutschland übrigbleiben. Die kalte Jahreszeit verhindert einen Anbau im Freien. Gerade in diesen Monaten haben Sie aber einen erhöhten Vitalstoffbedarf, da unsere Immunabwehr von Bakterien und Viren der unterschiedlichsten Art beständig gefordert wird. Winterfeste Gemüsesorten bzw. eingelagerte Sorten sind:

- Grünkohl
- Endiviensalat
- Karotten, Sellerie und rote Bete
- Pastinaken
- Schwarzwurzeln und Kartoffeln.
- Kohl, als Sauerkraut eingelegt, ist ein wunderbares Wintergemüse.

Extra zu erwähnen sind Hülsenfrüchte wie Sojabohnen, Linsen, Erbsen und Gartenbohnen, die gerade in der Winterzeit sowohl für Eiweiß wie auch Vitamine, Mineralstoffe und Spurenelemente sorgen.

Wie wäre es mit ein oder zwei Gewürzstöcken am Küchenfenster, z.B. Basilikum und Schnittlauch? Das sieht hübsch aus, macht keine Arbeit und ist immer frisch.

Checkliste: Einkauf von Obst und Gemüse

- Kaufen Sie nur Obst und Gemüse der jeweiligen Saison.
- Kaufen Sie möglichst keine Treibhausware.
- Greifen Sie lieber zu den kleinen Äpfeln.
- Kaufen Sie eingefrorene statt überlagerter Frischware. Wer die Zeit hat, sollte frisches Obst und Gemüse zweimal pro Woche besorgen.
- Riechen Sie am Obst und Gemüse: Fremdgerüche sind Zeichen von Rückständen.
- Fangen Sie mit einer eigenen Frischkräuterzucht an: Das eigene Basilikumtöpfchen am Küchenfenster sollten Sie regelmäßig gießen.
- Hülsenfrüchte sind gerade in der kalten Jahreszeit wahre Minitresore voll mit Biostoffen.
- Der Einkauf beim Biobauern sollte mindestens einmal im Monat erfolgen.

Fleisch und Fisch

Viel zuviel Fleisch

Gerade in Deutschland wird viel zuviel Fleisch gegessen: Halbieren Sie mal Ihre üblichen Fleischportionen. Sie werden es vermutlich nicht mal vermissen. Oder ab und zu mal ein vegetarisches Gericht?

Fleisch gehört zu den Nahrungsmitteln, die im Durchschnitt zuviel verzehrt werden. Der Anstieg des Dickdarmkrebses wird u.a. darauf zurückgeführt. Im Fleisch werden regelmäßig Rückstände von Masthilfen, Pestiziden und Schwermetallen gefunden. Die Umweltbelastung macht auch vor den Tieren nicht halt, so daß der Mensch über das Fleisch das Endglied in der Nahrungskette ist.

Checkliste: Einkauf von Fleisch

- Verzichten Sie weitgehend auf den Verzehr von Innereien, vor allem Leber und Nieren, da sie am meisten mit Kadmium, Blei und Methyl-Quecksilber belastet sind. Sonderangebote sollten Sie dankend ablehnen!
- Essen Sie in Zukunft nur noch halb so große Fleischportionen; berücksichtigen Sie das bereits beim Einkauf.
- Kaufen Sie Frischfleisch nicht in Klarsichtfolien abgepackt, sondern frisch vom Stück geschnitten.
- Wenn Sie wenig Zeit haben, dann kaufen Sie am Samstag beim Metzger Ihren Fleischvorrat, und frieren Sie ihn ein.
- Hackfleisch selber durchdrehen. Fertiges Hackfleisch hat eine hohe Bakteriendichte durch die gleichmäßige Durchmengung mit Sauerstoff. Diesen Punkt sollten Sie unbedingt beachten, wenn Sie Tatar zubereiten möchten.
- Wurstsorten, die viel versteckte Fette enthalten (z.B. Mett- oder Leberwurst), austauschen. Statt dessen lieber Käse essen.
- Probieren Sie doch einmal Truthahnwurst: Sie ist fettärmer und schmeckt ebenfalls gut. Es ist eine Frage der Gewöhnung!
- Geräucherte Fleisch- und Wurstwaren nur selten kaufen.
- Die Nitratpökelung fördert die Bildung zahlreicher krebserregender Nitrosamine.
- Lassen Sie in Folie abgepackte Wurst liegen. Vor allem, wenn sie schon in Scheiben geschnitten angeboten wird.

Checkliste: Einkauf von Fisch

- Fisch frisch kaufen und als Filet zubereiten. Fischstäbchen oder panierte Fischpreßlinge sind keine Alternative. Wenn Sie nur einmal pro Woche einkaufen können, dann frieren Sie ihren garantiert frischen Fisch portionsweise ein!
- Ein frischer Fisch gibt sich am Geruch zu erkennen.
- Zweimal pro Woche sollten Sie Fisch essen.
- Verzichten Sie auf appetitlich aussehende Fischfertiggerichte, die mit fertiger Beilagenpaste eingefroren werden. Auf diese Weise reduzieren Sie ihre Zufuhr an Konservierungs- und Geschmacksstoffen sowie Farbstoffen.
- Langlebige Fischsorten wie Heilbutt, Stör oder Thunfisch sollten selten in Ihrem Einkaufswagen zu finden sein, da sie besonders mit Quecksiber belastet sind. Das gilt auch für Süßwasserraubfische wie Hecht.
- Wechseln Sie öfter ihre Fischsorten!
- Bei geräuchertem Fisch gilt das gleiche wie beim Räucherfleisch: Kaufen und genießen Sie ihn nur zu besonderen Anlässen.

Backwaren

Wenn Sie sich an Vollkornprodukte noch nicht gewöhnt haben, dann fangen Sie an, die Hälfte ihres Brotbedarfs damit zu decken. Es gibt die verschiedensten Sorten. Brot am besten zwei- bis dreimal pro Woche frisch kaufen. Um Reserven im Notfall zu haben, können Sie Knäckebrot immer im Haus haben oder auch mal frische Brötchen einkaufen und einfrieren.

Beim Brot haben Sie wirklich die Wahl: In keinem anderen Land finden Sie so viele verschiedene Brotsorten wie hierzulande. Wählen Sie öfter mal dunkle Vollkornsorten. Mit den Ballaststoffen tun Sie auch Ihrem Darm etwas Gutes.

In der Vielfalt liegt die Lust

Wechseln Sie, sooft Sie Lust haben, bei der Wahl Ihrer Brotsorten. Es gibt heute bereits viele Bäcker, die zahlreiche Brotsorten aus Biogetreide sowie Vollkornbrot anbieten. Dieses Ökobrot ist sicherlich teurer als Brot aus dem Supermarkt. Aber bedenken Sie, daß Sie beim Ökobäcker erstklassige gesunde Ware bekommen, im Supermarkt dagegen nur »gebackene Luft«.

Fertigkuchen – nein danke!

Eine Kuchenbackmischung spart Ihnen bei weitem nicht soviel Zeit, wie zu vermuten ist. Der Zeitunterschied zu einem einfachen Rührkuchen liegt etwa bei fünf bis zehn Minuten.

Fertigkuchen während der Woche belasten nicht nur Ihre Figur. Backhilfsmittel und Farbstoffe der verschiedensten Art müssen für Haltbarkeit, Schnittfestigkeit und schönes Aussehen sorgen. Darauf können Sie bei selbstgebackenem Kuchen verzichten! Dafür nehmen Sie sich am Wochenende Zeit. Denken Sie daran: Der selbstgebackene Kuchen ist eine Zierde für jede Kaffeetafel.

Kuchenbackmischungen sind nicht viel schneller

Die Zeitersparnis beim Anrühren von Kuchenbackmischungen ist erstaunlich gering. Wer es nicht glaubt, der soll es ausprobieren. Backen Sie einmal einen Kuchen nach der herkömmlichen Art und einmal mit einer fertigen Backmischung. Es sind nicht mehr als fünf bis zehn Minuten Unterschied, die aber einen beachtlichen Qualitätsunterschied ausmachen. Also keine Kuchenbackmischungen!
Fertig gebackene Kuchen, in Zellophan abgepackt, enthalten besonders viele Zusatzstoffe, um die Haltbarkeit zu gewährleisten. Der Geschmack leidet sehr darunter. Süße, bunte Kuchendekorationen enthalten viele Farbstoffe. Verwenden Sie sie möglichst spärlich.

Checkliste: Einkauf von Backwaren

- Brot dreimal pro Woche frisch kaufen; andernfalls können auch Brötchen eingefroren werden.
- Wechseln Sie öfter Ihre Brotsorte.
- Sooft als möglich Brot aus Biogetreide besorgen.
- Während der Woche keinen Kuchen kaufen.
- Am Wochenende selbstgebackenen Kuchen servieren. Auf Kuchenbackmischungen verzichten.
- Backen Sie einfachen Rührkuchen, wenn Sie mal Zeit haben, und frieren Sie ihn ein. Dann brauchen Sie, wenn es schnell gehen soll, keine fertigen Kuchen kaufen.
- Fertigkuchen, in Zellophan abgepackt, sollten in ihrem Einkaufswagen nicht zu finden sein.
- Süße, bunte Kuchendekorationen sparsam bei Kindergeburtstagen verwenden.

Fertiggerichte

Singles und berufstätige Hausfrauen erkennen Sie an dem hohen Anteil an Fertiggerichten im Einkaufskorb. Eine rührige Lebensmittelindustrie hat es möglich gemacht, daß heute fast alles in Trokkenform bzw. in Dosen erhältlich ist.
Meist werden komplizierte Zusammenstellungen der Gerichte angeboten, so daß es für die eiligen berufstätigen Hausfrauen und Singles zeitsparend erscheint, diese fertig zu kaufen. Dabei ist der Zeitbedarf für die eigene Herstellung gar nicht so groß, wenn Sie einige Tricks anwenden. Bieten Sie Ihrer Phantasie die Möglichkeit der freien Entfaltung.

Alternativen zu Fertiggerichten

Statt Fertiggericht lieber Tiefkühltruhe! In nebenstehender Liste finden Sie zahlreiche Tips und Vorschläge, wie Sie auf Fertiggerichte verzichten können – und trotzdem Zeit sparen.

- Verzichten Sie während der Woche auf komplizierte Menüs. Diese machen Sie am Wochenende, wobei Sie größere Portionen vorkochen und den Rest einfrieren können.
- Bevor Sie Kartoffelpüree aus der Tüte servieren, kochen Sie lieber Salzkartoffeln oder Reis.
- Kochen Sie sich ab und zu eine Grundsauce – Rezept für Jus steht in jedem Kochbuch –, die Sie in kleinen Portionen im Eiswürfelfach einfrieren. Bei Bedarf können Sie diese leicht und schnell als Saucengrundlage verwenden.
- Auch Eintopfgerichte lassen sich im Schnellkochtopf zeit- und vitalstoffsparend zubereiten.
- Wenn Sie sehr wenig Zeit haben, genügt es auch einmal, nur eine Gemüsesuppe, z. B. Zucchinicreme- oder Selleriesuppe, zu servieren – und anschließend eine schöne Käseauswahl.
- Tauschen Sie eingefrorene Gerichte mit Ihren Freundinnen und Freunden. Dann haben Sie eine größere Menüauswahl für Ihre Küche. Diese Tiefkühlkosttausch-Methode eignet sich besonders für Ihre »Spezialitäten«.
- Kaufen Sie also Fertiggerichte nur für Notfälle ein.
- Konstruieren Sie aber bitte nicht jeden Tag einen »Notfall«.
- Gewöhnen Sie sich während der Woche das Kochen von einfachen Menüs an.
- In der größten Not: tiefgefrorene Suppe in die Mikrowelle.

Süßigkeiten

Süßigkeiten sollten etwas Besonderes bleiben. Legen Sie nur einen kleinen Vorrat für das Wochenende an. Die Verführung ist zu groß, vor allem für Kinder, wenn sie jederzeit griffbereit im Schrank liegen. Lieber zuwenig als zuviel besorgen. Wer es sich leisten kann, sollte sich hin und wieder frische Pralinen vom Konditor kaufen. Frische Ware enthält deutlich weniger an Stoffen zur Erhöhung der Haltbarkeit als Supermarktware. Der Konditor arbeitet z. B. mit frischer Sahne, die Pralinenfabrik hingegen mit haltbarer, also pasteurisierter Sahne. Ein Qualitätsunterschied, den Sie schmecken!

Wenn es schon unbedingt Süßigkeiten sein müssen, dann lieber frische vom Konditor als abgepackte Fabrikware. So entgehen Sie wenigstens den Konservierungsstoffen – und besser schmeckt es außerdem.

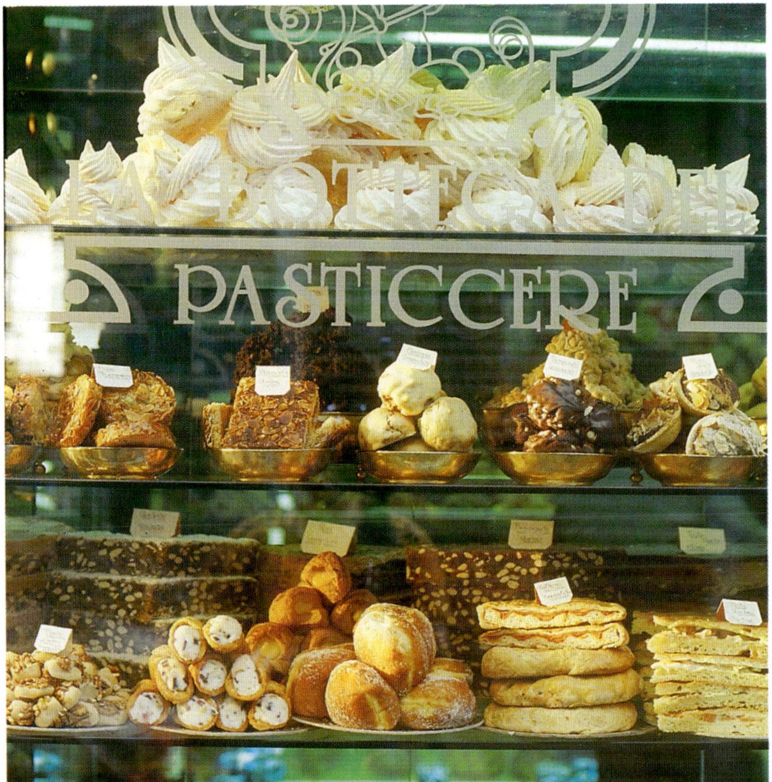

Der Körper wehrt sich

Ernährung heute

Die Ernährung stellt die wichtigste Säule für die Gesundheit des Menschen dar. Durch Überdüngung unserer Felder, Übersäuerung der Böden und massiven Einsatz von Pestiziden haben die pflanzlichen Lebensmittel immer weniger an essentiellen Vitalstoffen. Der Gehalt an Vitaminen, Mineralstoffen und Spurenelementen nimmt durch Transport, Lagerung und Verarbeitung nochmals ab.

Heute steht den Verbrauchern mehr und mehr Nahrung zur Verfügung. Gleichzeitig sinkt der Biostoffgehalt vieler Lebensmittel. Hier öffnet sich eine verhängnisvolle »Schere«.

Mehr, aber mindere Nahrung

Am Ende haben wir mehr Nahrung denn je auf dem Teller, die uns zwar prima satt macht, aber nicht mehr ausreichend mit lebensnotwendigen Stoffen versorgt. Auf der anderen Seite steigt der Bedarf an Biostoffen, da nahezu alle Schadstoffe bei der Umsetzung im Stoffwechsel Radikale produzieren. Diese müssen neutralisiert werden. Somit öffnet sich eine Schere durch den sinkenden Biostoffgehalt bei gleichzeitig steigendem Bedarf.

Schadstoffbelastungen erkennen

Verschiedene Schadstoffe lösen einen »oxidativen Streß« aus, wenn die Biostoffversorgung dem Bedarf nicht angepaßt ist. Diese Überflutung mit radikalen Substanzen belastet das Immunsystem.

- Erste Anzeichen sind Unwohlsein mit erhöhter Gereiztheit und Nervosität, mehr Angst und depressive Verstimmungen.
- In der nächsten Stufe steigt die Anfälligkeit gegenüber Infektionen; zu einem späteren Zeitpunkt treten dann auch Allergien und Autoimmunerkrankungen auf. Da vor allem im Gehirn, in den Nerven und den Augen neben Eiweiß auch viel Fett enthalten ist, finden sich dort die ersten Schädigungszeichen einer chronischen Belastung: Grauer Star, Nachlassen der Hörleistung und der Gedächtnisfunktion sollten Sie wachrütteln!
- Spätfolgen sind eine vorzeitig einsetzende Verkalkung der Gefäße und ein erhöhtes Risiko, an Krebs zu erkranken.

Belastung durch »oxidativen Streß« messen

Bei stärkerer Belastung durch freie Radikale kommt es vermehrt zur Oxidation von Fetten. Mit der kalorimetrischen Meßmethode läßt sich dieser Umweltstreß ziemlich genau messen.

Die kalorimetrische Meßmethode

Bei vermehrtem Anfluten von freien Radikalen kommt es zur Oxidation von Fetten, so daß diese ranzig (oxidiert) werden. Dabei entstehen auch Aldehyde wie z. B. Malondialdehyd.

Suche nach ranzigen Fettsäuren

Je mehr Fettsäuren peroxidiert (ranzig) werden, um so höher steigt die Konzentration von Malondialdehyd im Blut. Obwohl die kalorimetrische Meßmethode auch zu geringen Teilen andere Aldehyde erfaßt, ist sie hinreichend genau, um für diesen Zweck eine Belastung anzuzeigen.

Die Werte bringen's ans Licht

Hohe Werte sind stets ein Hinweis für Zerstörung, Abbau und Immunschwäche. Sie können bei Frauen, die die Antibabypille nehmen, auftreten – ebenso wie bei Holzschutzmittelbelastung, Solariumbestrahlung, bei hohem Alkoholkonsum, bei Herzschwäche oder auch bei kranken Senioren.

Oxidativer Streß

Zeichen des Abbaus sind erhöhte Werte im Blut bei:

- Fastenkuren
- Cholesterinarmer Diät (Zeichen des Vitamin-E-Mangels).

Belastende Situationen:

Einnahme der Pille	9,7 µmol/l Malondialdehyd
Solarium	24,6 µmol/l Malondialdehyd
Kranke Senioren	17,2 µmol/l Malondialdehyd

Durchschnittliche Werte, die bei gesunden Personen gemessen wurden, sind (nach Dr. Kuklinski, Rostock):

Frauen (20–59 Jahre)	7,6 µmol/l Malondialdehyd
Männer (20–59 Jahre)	8,6 µmol/l Malondialdehyd

Einfluß von Erbanlagen

Richard Cutler vom National Institute of Aging, USA, geht davon aus, daß die Fähigkeit, sich gegen Schadstoffe und gegen »oxidativen Streß« zu wehren, von Erbanlagen gesteuert wird. Dies hat Cutler für ein wichtiges Abwehrsystem des Körpers nachgewiesen: die Superoxiddismutase, auch SOD genannt. Manche Menschen können viel SOD produzieren, andere weniger. Man vermutet heute, daß dies auch für weitere Enzyme gilt. Die Erbanlage bestimmt, wie der Körper mit Belastungen fertig wird.

Die Erbanlage entscheidet, wie Ihr Körper mit Schadstoffbelastungen fertig wird. Aber Sie können Ihr Immunsystem auch mit Erfolg trainieren und stärken. Vermeiden Sie jegliche Übertreibung!

Auf das Maß kommt es an

Beispiele: Nicht jeder Raucher, der sich auch noch ungesund ernährt, bekommt Krebs. Darüber hinaus gibt es die Möglichkeit, unser Immunsystem zu trainieren, ähnlich, wie wir es mit unseren Muskeln können. Entscheidend dabei ist, daß es nicht übertrieben wird. Der Schwerpunkt liegt auf dem Wort »mäßig«.

Training des Immunsystems

So stärken mäßige, sich wiederholende leichte Belastungen mit Radikalen unser Immunsystem. Das können z. B. leichte körperliche Aktivitäten, Saunaaufenthalte oder moderate Sonnenbäder sein. Der Körper bildet vermehrt Enzyme – z.B. Glutathionperoxidase, Superoxiddismutase usw. –, welche die Radikale neutralisieren. Um dies ausreichend zu können, braucht er aber wieder genug Biostoffe, die durch die Ernährung zugeführt werden müssen. So wird die Gesundheit stabiler, trotz vielleicht schlechter Erbanlage.

Übertreibung schadet immer

Jede Art von Übertreibung – auch extremer Sport – schadet hingegen. So haben Städte mit starker Smogbelastung auch keine höhere Krebsrate als andere Städte. Durch gelegentliche Belastung werden unsere Enzyme aktiviert, die Schadstoffe zu beseitigen. Steigt die Belastung mit schädigenden Substanzen jedoch stark, so wird das Abwehrsystem überstrapaziert – ähnlich einem Sportler, der durch zu starkes Training einen Muskelriß bekommt. Deshalb ist die Forderung, Belastungen mit Schadstoffen so weit wie möglich zu senken, um das Abwehrsystem nicht zu überlasten.

Checkliste: Abwehrkräfte des Körpers

- Bestimmte Vitamine und körpereigene Enzymsysteme können Radikale neutralisieren, die durch Schadstoffe entstehen.
- Nahrungsmittel haben immer weniger Vitamine, Mineralstoffe und Spurenelemente. Gleichzeitig steigt unser Bedarf durch Schadstoffbelastungen.
- Befindlichkeitsstörungen können der Hinweis darauf sein, daß Bedarf und Zufuhr an essentiellen Nährstoffen bzw. Biostoffen nicht mehr ausgewogen sind.
- Infektanfälligkeit kann bereits ein deutliches Signal eines bereits strapazierten Immunsystems sein. Weiterhin können Allergien oder Autoimmunerkrankungen folgen.
- Arterienverkalkung und Krebs sind Spätfolgen einer chronisch anhaltenden, jahrzehntelang dauernden Überlastung.
- Abhängig von unseren Erbanlagen, kann der eine besser mit Schadstoffen fertig werden als der andere.
- Moderate, mäßige Belastungen unseres Immunsystems können einen Trainingseffekt bewirken. Zu hohe Belastungen schaden.

Was Sie gegen Schwermetallbelastungen tun können

Mit Zink und Selen können Sie die Ausscheidung von Schwermetallen wie Quecksilber, Blei und Kadmium beschleunigen. Leider ist Deutschland Selenmangelgebiet.

Methyl-Quecksilber, Blei und Kadmium sind die Schwermetalle, die wir am meisten einlagern. Zwei Spurenelemente haben sich als hilfreich erwiesen, um die Schwermetallresorption zu hemmen bzw. deren Ausscheidung zu fördern: Zink und Selen.

Selen – das Gegenmittel

Selen ist das Gegenmittel zu Quecksilber, Arsen und Blei. Leider gehört Deutschland zu den Selenmangelgebieten. Deshalb kann die Pflanze das im Boden enthaltene Selen nur sehr schlecht aufnehmen. Frauen, die die Pille nehmen, oder Personen, die regelmäßig Magensäurehemmer (Antazida) konsumieren, auch Sportler, stillende Mütter sowie Senioren haben durchwegs zuwenig Zink.

Vitamin C ist einfach super!

Vitamin C hält Schwermetalle im Blut »in Lösung«, so daß sie sich nicht in Organe einlagern. Desgleichen wirkt Selen. Dieses bildet zusammen mit Quecksilber das ungiftige Quecksilberselenid.

Wenn Sie quecksilberhaltigen Fisch lieben, z.B. Heilbutt oder Thunfisch, dann sollten Sie viel Zitronensaft darüberträufeln. Zitrone fördert die Ausscheidung von Quecksilber im Körper.

Praxistip: Gegenmittel

Wer z.B. gerne quecksilberhaltigen Fisch verzehrt – Heilbutt, Hai, Thunfisch – sollte zugleich Zitronensaft verwenden sowie selenhaltiges Gemüse als Beilage wählen, z.B. Kohlrabi und Tomaten.
Bei allen Arten von Allergien sollte auch an eine Schwermetallbelastung gedacht werden, da Allergien letztendlich Immundefekte sind. Die Behandlung von Schwermetallgiften gehört in die Hände eines Arztes. So kann dieser z.B. mit sogenannten Chelatbildnern wie DMPS (Dimercaptopropansulfat) oder EDTA (Ethylendiamintetraessigsäure) Schwermetalle ausschwemmen. Gleichzeitig werden Vitamin C, Vitamin E, Beta-Karotin, Zink und Selen verabreicht.

Tip zur Vorbeugung

Zur Prophylaxe empfehlen Experten die Einnahme von Radikalfängern (Antioxidantien) sowie eine ausgewogene Zusammensetzung von Mineralstoffen und Spurenelementen. Eine alleinige Zinkzufuhr kann sonst Eisen-, Kupfer- und Manganmangel bewirken.

Checkliste: Schwermetalle

- Belastungen durch Schwermetalle verursachen verschiedene Erkrankungen: Bei zu hoher Zufuhr kann ein Arzt eine ausschwemmende Behandlung durchführen (mit DMPS oder EDTA). Unterstützend werden Antioxidantien gegeben.
- Zur Vorbeugung ist eine regelmäßige Einnahme von Beta-Karotin, Vitamin C, Vitamin E sowie von Mineralstoffen und Spurenelementen zu empfehlen.
- Ansonsten erreichen Sie durch sinnvolle Zusammenstellung des Menüs eine Reduktion der Schwermetallbelastung – z.B. wenn Sie stark quecksilberhaltigen Fisch mit selenhaltigem Gemüse kombinieren.

Was Sie gegen Biozidbelastung tun können

Die Analyse der Produkte aus kontrolliert biologischem Anbau zeigen durchwegs einen deutlich höheren Gehalt an Vitalstoffen bei insgesamt geringerer Rückstandsbelastung. Aber nicht jeder kann seine Lebensmittel beim Biobauern einkaufen. Jedoch läßt sich auch bei konventionell angebautem Gemüse und Fleisch das Risiko für unsere Gesundheit in Grenzen halten.

Praxistip: Biozidbelastung
Wenn es nicht möglich ist, rückstandsarme Lebensmittel zu kaufen, dann sollten Sie zumindest vitalstoffreiche Obst- oder Gemüsesorten kombinieren.

Vitaminverstärker

Multivitaminprodukte sind gut, frisches Obst und Gemüse sind besser. Lassen Sie die zweitbeste Lösung nicht zur Regel werden.

Grundsätzlich sollten Sie sich merken, daß alle Biozide von der Leber umgebaut werden. Dabei entstehen freie Radikale, die durch Radikalfänger neutralisiert werden müssen. Zu den Radikalfängern gehören neben Vitamin C, Vitamin E, Beta-Karotin und Selen auch Vitamin B2, Koenzym Q10, Flavonoide, Zystein und Alpha-Liponsäure, ebenso sekundäre Pflanzenstoffe. Letztere wirken als Vitaminverstärker. So können Flavonoide die Wirkung von Vitamin C um das 20- bis 50fache erhöhen.

Lieber Obst statt Pillen

Die Einnahme eines Multivitaminproduktes anstatt ausreichend Obst und Gemüse zu essen, kann deshalb nur die zweitbeste Alternative sein, die aber immer noch besser ist, als den Dingen ihren Lauf zu lassen.

Diäten führen zu Unterversorgung

Wenn jemand gerade eine mehrwöchige, extreme Diät zur Gewichtsreduktion hinter sich gebracht hat, dann leidet er mit Sicherheit an einer Unterversorgung mit essentiellen Biostoffen. Aus Untersuchungen weiß man, daß es bis zu zehn Monate dauern kann, bis der Körper sein Immunsystem wieder gestärkt hat.

Checkliste: Abwehrkräfte bei Biozidbelastung

- Biozide in unseren Lebensmitteln bilden im Körper freie Radikale, die von Vitaminen und einigen anderen Biostoffen neutralisiert werden.
- Je höher die Verunreinigung unserer Nahrung ist, um so mehr steigt der Bedarf an bestimmten Vitalstoffen. Die sind aber immer weniger in unseren Lebensmitteln enthalten, da die Bearbeitung zu hohen Verlusten führt.
- Deshalb sollte unser wichtigstes Ziel sein, das wir kurzfristig erreichen können, unser Immunsystem zu stärken. Dies geschieht durch die ausreichende Aufnahme von lebensnotwendigen (essentiellen) Biostoffen.

Was Sie gegen natürliche Schadstoffe tun können

Einige gesundheitsschädigende Stoffe lassen sich durch Kochen (z.B. von Hülsenfrüchten) oder Wegschneiden (von Solanin in Tomaten) entfernen. Nitrosamine, Schimmelpilze und polyzyklische aromatische Kohlenwasserstoffe (z.B. Benzpyren), um die wichtigsten zu nennen, sind alle Radikalebildner.

Angefaulte oder angeschimmelte Früchte sollten Sie wirklich ganz wegwerfen. Wegschneiden hilft nicht!

An dieser Stelle sei nochmals daran erinnert, daß alle Radikalebildner nicht nur den Alterungsprozeß, z.B. durch Arterioskleroseбildung, beschleunigen, sondern auch krebsauslösend wirken! So stellten Wissenschaftler des US-amerikanischen Verbandes für Herzerkrankungen 1993 fest, daß die Arteriosklerose im wesentlichen durch die Peroxidation (Ranzigwerden von Fettsäuren) entsteht. Dies geschieht dann, wenn die vorhandenen Schutzfaktoren, die Antioxidantien (Radikalefänger) nicht ausreichen.
Ob es im Körper dazu kommt, hängt von der ererbten Anlage ab, wie stark unser Immunsystem funktioniert, und von der Zufuhr an ausreichenden Radikalefängern. Letztlich ist es also eine Kombination aus dem, was in unseren Genen liegt, und dem, was wir durch unser Verhalten daraus machen.

Was Sie während der Schwangerschaft und Stillzeit tun können

Der absolute Hit für kleine Kinder: zerdrückte Banane, geriebener Apfel, ein Spritzer Zitrone, damit es nicht braun wird – und Mandelmus! Mandelmus erhalten Sie in Naturkostläden. Kaufen Sie lieber gleich einen kleinen Vorrat. Auch für große Kinder umwerfend gut!

Tips für berufstätige Mütter

Wer müde und hungrig ist, verzichtet meist auf den feinen Geschmack. Allmählich gewöhnt sich unser Gaumen an die weniger wertvollen Produkte, z.B. an Kartoffelpüree aus der Tüte, so daß irgendwann sogar selbstzubereitetes Püree nicht mehr schmeckt.

Schlechte Kombination

Diese Nahrungszusammenstellungen liefern uns viele Kalorien in Form von Kohlenhydraten, Zucker und Fett sowie Farb- und Konservierungsstoffe, aber wenige lebensnotwendige Vitalstoffe.

Grundregeln der Haushaltsführung

- Auf jeden Fall sollte immer ausreichend Obst im Hause sein, so daß Kinder bei Hunger zwischen den Mahlzeiten jederzeit zugreifen können. Eine Banane, ein Apfel oder eine Karotte zwischendurch schmecken wunderbar und belasten nicht.
- Das Obst immer waschen, bevor Sie es appetitlich auf einer Schale anrichten.
- Kaufen Sie ruhig etwas mehr Gemüse, dafür weniger Fleisch.
- Einmal pro Woche könnten Sie wieder frische Ware kochen, am besten gleich die doppelte Portion. Den Rest geben Sie in die Tiefkühltruhe.
- Wenn Sie dies schaffen, werden Sie mit der Zeit einen schönen kleinen Vorrat an selbstzubereitetem Essen haben.

Rohkost zum Einstieg

Als nächsten Schritt präsentieren Sie ihrer Familie einmal pro Woche eine Vorspeise: rohes Gemüse der Saison, z.B. Karotten, Sellerie, Kohlrabi, zusammen mit einem Dip vor der Hauptmahlzeit – so, wie Sie es in vielen italienischen Restaurants serviert bekommen.

Süßigkeiten

Kaufen Sie nur so viele Süßigkeiten, daß sie gerade für das Wochenende reichen. Statt der Milchschnitte geben Sie Ihrem Kind eine Vollkornsemmel mit Schokoladenaufstrich mit. Dadurch senken Sie den Zuckerkonsum deutlich. Ungesüßter Orangensaft ist immer noch besser als Limonade oder Cola. Lassen Sie Ihrer Phantasie freien Lauf. Ihre Versuche, weniger Süßes und weniger Fett auf den Tisch zu bringen, müssen auch von Ihrer Familie akzeptiert werden. Dazu ist sicherlich viel Geduld erforderlich. Gehen Sie deshalb in kleinen Schritten vor.

Das beste Geschenk, das Sie Ihren Kindern machen können, ist, ihnen beizubringen, wie man sich wertvoll ernährt. Sie haben dafür 18 bis 20 Jahre Zeit!

Tips für Schwangere

Die mit Abstand wichtigsten drei Regeln für Schwangere sind:

- Nicht rauchen, weder aktiv noch passiv!
- Keinen Alkohol trinken!
- Keine Medikamente einnehmen!

(Ausnahme: Es liegen bei Ihnen gesundheitliche Gründe vor, die Medikamente unter ärztlicher Kontrolle erfordern.)

Salz und Jod

Kochsalz gehört im ersten Lebensjahr nicht ins Essen Ihres Kindes. Deshalb enthält Säuglingsnahrung kaum etwas davon. Ihr Kind sollte erst nach dem ersten Lebensjahr von Ihrem Teller mitessen können.

Mit jodiertem Speisesalz haben Sie keine Probleme mehr mit Jodmangel. Aber Achtung: In Kleinkindernahrung gehört kein Salz!

Jodiertes Speisesalz

Zu empfehlen ist außerdem, Jodtabletten zusätzlich einzunehmen, vor allem dann, wenn kein jodiertes Speisesalz verwendet wird. An Tagen, an denen Sie Fisch auf Ihrer Speisekarte haben, können Sie ja auf die Jodtablette verzichten. Achten Sie bei der Auswahl Ihrer Säuglingsnahrung darauf, daß sie ausreichend Jod enthält. Dies gilt vor allem in den Jodmangelgebieten Süddeutschland, Österreich und Schweiz. Küstennahe Regionen leiden weniger an Jodmangel.

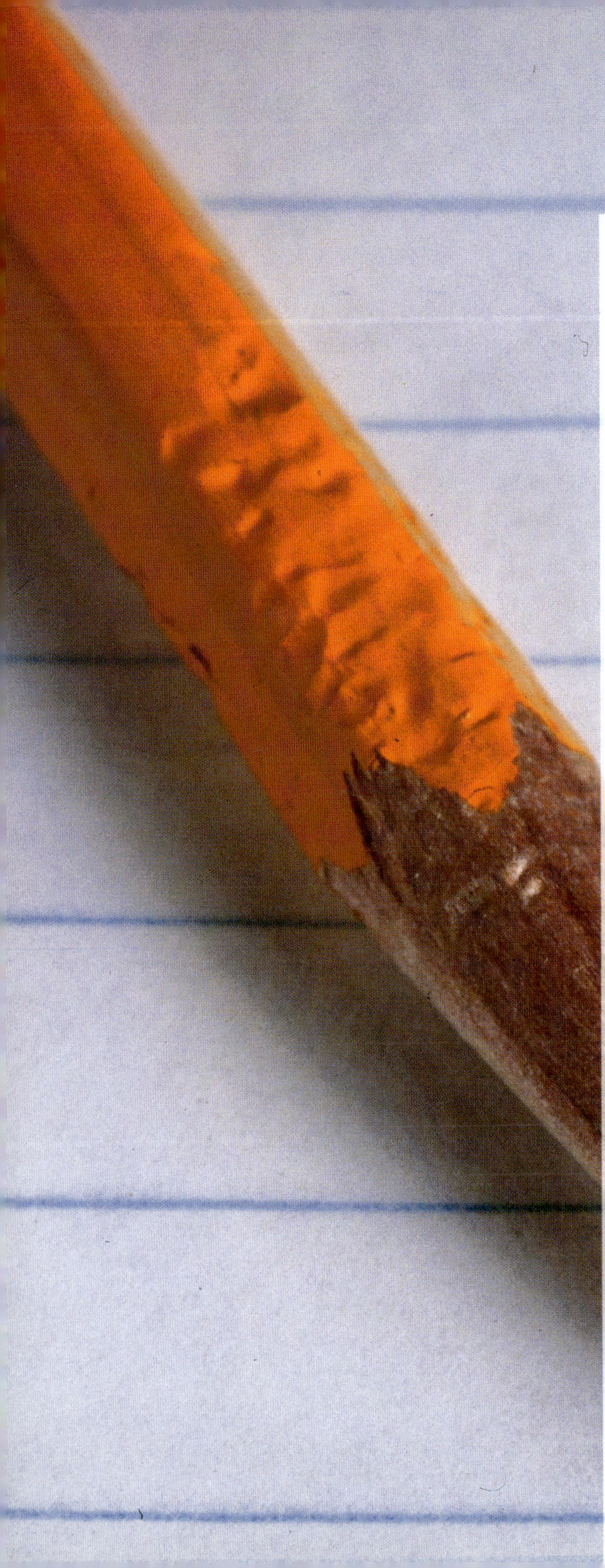

GESUNDE NAHRUNG OHNE GIFT VON A BIS Z

Das nachfolgende Kapitel mit einer alphabetischen Stichwortliste bietet Ihnen schnelle und kompakte Informationen zu vielen Fragen und Begriffen der gesunden Ernährung ohne Giftstoffe.

A

Antioxidantien

Substanzen, die freie Radikale abfangen bzw. neutralisieren können. Freie Radikale entstehen überall in der Natur, wo Stoffwechselvorgänge ablaufen, auch in Pflanzen, Tieren sowie im Menschen. Um sich vor diesen freien Radikalen zu schützen, haben die Pflanzen Radikalfänger entwickelt. Dazu gehören vor allem die Vitamine A, bzw. Beta-Karotin, C und E sowie die Flavonoide.

Mit Antioxidantien schützen sich die Pflanzen vor den zerstörerischen Strahlen der Sonne.

Der Mensch, der erst viel später in der Entwicklungsgeschichte auftaucht, hatte es als Pflanzen- und Fleischesser nicht nötig, die Fähigkeit zu entwickeln, selber Vitamine herzustellen. Die tägliche Nahrung enthielt sie bereits. Die Ratte kann z.B. noch Vitamin C synthetisieren, der Mensch hingegen nicht. Deshalb werden die Menschen weiterhin von der ausreichenden Zufuhr von Antioxidantien abhängig bleiben.

B

Biostoffe

Biostoffe wurden als Begriff gewählt, der sowohl essentielle (lebensnotwendige) Nährstoffe als auch sekundäre Pflanzenstoffe umfaßt: alle Vitamine, Mineralstoffe, Spurenelemente, essentielle Fett- und Aminosäuren, Flavonoide, Koenzym Q10 usw.

E

Essentielle Nährstoffe

Darunter werden alle lebenswichtigen Stoffe verstanden, die dem Körper täglich zugeführt werden müssen, da er sie selber nicht herstellen kann. Dazu gehören Vitamine, Mineralstoffe, Spurenelemente sowie essentielle Fett- und Aminosäuren, jedoch nicht die sekundären Pflanzenstoffe.

G

Genom

Alle auf den Chromosomen gespeicherten Erbanlagen.

M

Metalle

Metalle, die der Körper in größeren Mengen braucht, werden als Mineralstoffe bezeichnet. Dies sind Kalium, Natrium, Chlor, Phosphor, Kalzium und Magnesium.

R

Radikale

Radikale sind Zwischenprodukte, die entweder durch Stoffwechselprozesse entstehen oder durch energiereiche Strahlung produziert werden.

Radikale existieren, seit es Licht und Leben auf der Erde gibt. Sie sind die Ursache für Alterungs- und Krankheitsprozesse in Pflanze, Tier und Mensch.

Radikalfänger oder Antioxidantien sind dazu da, die zerstörerische Aggressivität der freien Radikale zu neutralisieren. Unter bestimmten Umständen steigt die Bildung von Radikalen stark an, wie z.B. durch Streß, Umweltgifte usw.

Liegt eine Unterversorgung an Radikalefängern vor, so können viele verschiedene Krankheiten ausbrechen.

Radikalefänger (siehe auch Antioxidantien)

Dazu zählen in erster Linie das Vitamin A – auch das Provitamin A (Beta-Karotin) –, die Vitamine C und E sowie das Spurenelement Selen. Des weiteren können Flavonoide, Zystein, Koenzym Q10 sowie körpereigene Enzymsysteme (Glutathionperoxidase) Radikale neutralisieren.

Resistenz

Pflanzen können gegen die Wirkung eines Herbizids oder anderen Giftes immun werden; dann sind sie resistent. Dies kann auch bei Tieren oder beim Menschen eintreten, z.B. nach häufiger Antibiotika-Behandlung.

Resorption

Nahrungsstoffe werden in kleine Bausteine zerlegt und vor allem über die Schleimhaut des Dünndarms in den Körper aufgenommen und in die Leber transportiert, wo sie verarbeitet werden.

S

Schwermetalle

Metalle, die ein spezifisches Gewicht über fünf haben: Blei, Kupfer, Eisen und Quecksilber.

Kupfer und Eisen sind also Metalle, die sowohl unter dem Begriff »Spurenelemente« als auch »Schwermetalle« zu finden sind.

S

Sekundäre Pflanzenstoffe
Diese in Gemüse und Obst vorkommenden Stoffe sind für den Körper zwar nicht lebensnotwendig, können aber für seine Gesundheit sehr förderlich sein. So steigern Flavonoide die Wirkung des Vitamin C um das 50fache, indem sie es wieder regenerieren. Neben Flavonoiden (Polyphenole) sind wichtige sekundäre Pflanzenstoffe:

- Chlorophyll
- Glukosinolate
- Karotinoide
- Phytinsäure
- Phytoöstrogene
- Phytosterine
- Polyphenole
- Saponine
- Sulfide
- Terpene.

Die volle Wirksamkeit können sekundäre Pflanzenstoffe nur dann entfalten, wenn der Körper alle notwendigen essentiellen Nährstoffe hat. Ein Mangel an Vitaminen, Mineralstoffen und Spurenelementen kann deshalb nicht durch sekundäre Pflanzenstoffe ausgeglichen werden: »Wenn anorganische (z.B. Kalium) und organische (z.B. Vitamin C) Nährstoffe das Gewebe eines Stoffes darstellen, bewirken die sekundären Pflanzenstoffe Farben und Muster des Gewebes.«

Spezies
Spezies ist ein Artbegriff. Er umfaßt Lebewesen, die sich untereinander fortpflanzen können.

Spurenelemente
Metalle, die der Körper in geringen Mengen braucht. Empfehlungen von der Deutschen Gesellschaft für Ernährung für den Tagesbedarf liegen vor für Eisen, Jod, Fluor, Zink, Kupfer, Mangan, Selen, Chrom und Molybdän.

V

Vitalstoffe
Gleichbedeutend mit Biostoffen.

Nützliche Adressen

Ministerien

Die nebenstehenden Ministerien der einzelnen Bundesländer sind zuständig für Fragen, die Nahrung und Nahrungsmittelzusätze betreffen.

Baden-Württemberg
Ministerium für Arbeit, Gesundheit und Sozialordnung
Schellingstraße 15
70174 Stuttgart
Tel. 0711/123-0

Bayern
Bayerisches Staatsministerium des Innern
Odeonsplatz 3
80539 München
Tel. 089/21920-1

Berlin
Senator für Gesundheit und Soziales
An der Urania 12
10787 Berlin
Tel. 030/21220-1

Brandenburg
Ministerium für Arbeit, Soziales, Gesundheit und Frauen des Landes Brandenburg
Heinrich-Mann-Allee 103
14473 Potsdam
Tel. 0331/866-0

Bremen
Senator für Frauen, Gesundheit, Jugend, Soziales und Umweltschutz
Birkenstraße 34
28195 Bremen
Tel. 0421/361-0

Freie und Hansestadt Hamburg
Behörde für Arbeit, Gesundheit und Soziales, Amt für Gesundheits- und Veterinärwesen
Tesdorfstraße 8
20148 Hamburg
Tel. 040/44195-0

Hessen
Ministerium für Umweltenergie, Jugend, Familie und Gesundheit
Dostojewskistraße 4
65187 Wiesbaden
Tel. 0611/817-0

Mecklenburg-Vorpommern
Sozialministerium des Landes Mecklenburg-Vorpommern
19048 Schwerin
Tel. 0385/588-0

Niedersachsen
Ministerium für Ernährung, Landwirtschaft und Forsten
Calenberger Straße 2
30169 Hannover
Tel. 0511/1201

Nordrhein-Westfalen
Ministerium für Umwelt, Raumordnung und Landwirtschaft
Schwannstraße 3
40190 Düsseldorf
Tel. 0211/4566-0

Rheinland-Pfalz
Ministerium für Umwelt und Forsten
Kaiser-Friedrich-Straße 7
55116 Mainz
Tel. 06131/16-1

Saarland
Ministerium für Frauen, Arbeit, Gesundheit und Soziales
Franz-Josef-Röder-Straße 23
66119 Saarbrücken
Tel. 0681/5010-0

Sachsen
Sächsisches Staatsministerium für Soziales, Gesundheit und Familie
Albert-Straße 10
01097 Dresden
Tel. 0351/56476O-0

oder
Lebensmittelüberwachungs- und Veterinärämter der Kreise und kreisfreien Städte

Schleswig-Holstein
Ministerium für Ernährung, Landwirtschaft und Forsten
Düsternbrooker Weg 104
24105 Kiel
Tel. 0431/988-0

Sachsen-Anhalt
Ministerium für Arbeit, Soziales und Gesundheit des Landes Sachsen-Anhalt
Seepark 5–7
39116 Magdeburg
Tel. 0391/5670-1

Thüringen
Thüringer Ministerium für Soziales und Gesundheit
Postfach 612
99012 Erfurt
Tel. 0361/4289-0

Sie können sich auch an Lebensmittelüberwachungsstellen wenden, wenn Sie Fragen zu Nahrungsgiften haben. Die Adressen erfahren Sie über Ihre Gemeinde.

Verbraucherzentralen

Die Verbraucherzentralen der Bundesländer geben Ihnen gerne Auskunft, wenn Sie noch weitergehende Fragen haben, oder wenn sie spezielle Auskünfte wünschen, die Ihre Wohngegend betreffen.

Verbraucher-Zentrale Baden-Württemberg e.V.
Paulinenstraße47
70178 Hannover

Verbraucher-Zentrale Bayern e.V.
Mozartstraße 9
80336 München

Verbraucher-Zentrale Berlin e.V.
Bayreuther Straße 40
10787 Berlin

Verbraucher-Zentrale Brandenburg e.V.
Hegelallee 6–8
14467 Potsdam

Verbraucher-Zentrale Bremen e.V.
Obernstraße 38/42
28195 Bremen

Verbraucher-Zentrale Hamburg e.V.
Große Bleichen 23
20354 Hamburg

Verbraucher-Zentrale Hessen e.V.
Reuterweg 51–53
60323 Frankfurt

Verbraucher-Zentrale Mecklenburg-Vorpommern e.V.
Strandstraße 98
18055 Rostock

Verbraucher-Zentrale Niedersachsen e.V.
Herrenstraße 40
30159 Hannover

Verbraucher-Zentrale Nordrhein-Westfalen e.V.
Mintropstraße 27
40215 Düsseldorf

Verbraucher-Zentrale Rheinland-Pfalz e.V.
Große Langgasse 16
55116 Mainz

Verbraucher-Zentrale des Saarlandes e.V.
Hohenzollernstraße 11
66117 Saarbrücken

Verbraucher-Zentrale Sachsen e.V.
Bernhardstraße 7
04315 Leipzig

Verbraucher-Zentrale Sachsen-Anhalt e.V.
Steinbockgasse 1
06108 Halle

Verbraucher-Zentrale Schleswig-Holstein e.V.
Bergstraße 24
24109 Kiel

Verbraucher-Zentrale Thüringen e.V.
Wilhelm-Külz-Straße 26
99084 Erfurt

Literatur

Brätter, P./Gramm, H.-J.: Mineralstoffe und Spurenelemente in der Ernährung des Menschen. Blackwell Wissenschafts-Verlag GmbH. Berlin 1991

Daunderer, M.: Gifte im Alltag. Verlag C. H. Beck. München 1995

Erbersdorfler, W.: Echte und vermeintliche Risiken der Ernährung. Wissenschaftl. Verlagsgesellschaft mbH. Stuttgart 1993

Groschup, M./Haas, B.: BSE – eine Gesundheitsgefährdung für den Menschen? Fleischwirtsch. 75 (9) 1995

Hansen, M.: E = Eßbar? Goldmann Verlag. München 1985

Kapfelsperger, E./Pollmer, U.: Iß und stirb. Verlag Kiepenheuer & Witsch. Köln 1992

Kuklinski, B./Lunteren von, I.: Neue Chancen zur natürlichen Vorbeugung und Behandlung von umweltbedingten Krankheiten. Lebensbaum Verlag GmbH. Bielefeld 1995

Lindner, E.: Toxikologie der Nahrungsmittel. Georg Thieme Verlag. Stuttgart 1990

Marquardt, H./Schäfer, S.G.: Lehrbuch der Toxikologie. BI-Wiss.-Verlag. Mannheim, Leipzig, Wien, Zürich 1994

Nevers, P.: Gentechnik in der Pflanzenzüchtung. Evang. Presseverband für Bayern e.V. 1992

Philippeit, U./Schwartau, S.: Zuviel Chemie im Kochtopf. Rohwolt Taschenbuch Verlag GmbH. Hamburg 1991

Rauch-Petz, Dr. G.: Heilende Biostoffe aus dem Gemüsekorb. Südwest Verlag. München 1995

Simone, Ch. B.: Krebs und Ernährung. Quintessenz-Verlags-GmbH. Berlin 1993

Strubelt, O.: Gifte in unserer Umwelt. Deutsche Verlagsanstalt GmbH. Stuttgart 1989

Thomas, P.R.: Improving America's Diet and Health. National Academy Press. Washington 1991

Watzl, B./Leitzmann, C.: Bioaktive Substanzen in Lebensmitteln. Hippokrates Verlag GmbH. Stuttgart 1995

WHO-Report: Report on the WHO consultation on public health issues related to human and animal transmissible spongiform encephalopathies (TSEs). WHO/CDS/VPH/95.145

Bildnachweis

Bavaria, München: Titelbild (Buenos Dias); IFA-Bilderteam, Taufkirchen: 30 (ABE), 52 (AGE), 96 (Janke), 106 (Digul); Alfred Pasieka, Hilden: 164; The Image Bank, München: 12 (L. Reupert), 21 (Steve Allen), 32 (Romilly Lockyer), 93 (Alvis Upitis), 192 (Stockphotos Inc.), 202 (F. M. Whitney); Tony Stone, München: 2 (Tony Wiles), 64 (Dennis O'Clair), 108 (Jeff Zaruba), 129 (Bruce Forster), 136 (Paul Morrell), 143 (Andy Sacks), 152 (Josh Pulman), 159 (Leslie Sponseller); Visum, Hamburg: 178 (Günter Beer)

Hinweis

Das vorliegende Buch ist sorgfältig erarbeitet worden. Dennoch erfolgen alle Angaben ohne Gewähr. Weder Autorin noch Verlag können für eventuelle Nachteile oder Schäden, die aus den im Buch gegebenen praktischen Hinweisen resultieren, eine Haftung übernehmen.

Impressum

Redaktion: Dr. Bertram J. Ganzfelder
Redaktionsleitung: Josef K. Pöllath
Medizinische Fachberatung: Dr. med. Christiane Lentz
Bildredaktion: Barbara Glöggler
Produktion: Manfred Metzger
Umschlag und Layout: Heinz Kraxenberger, München
DTP/Satz: AVAK Publikationsdesign, München
Druck und Bindung: Legoprint, Trento
Printed in Italy

Gedruckt auf chlor- und säurearmem Papier

ISBN 3-517-01764-7

Zusatz- und Schadstoffe

Sachregister

O

P

R

S

T

U

V

W

Z